샤르코-마리-투스병

환자를 위한 의학 노트

샤르코 마리 투스병

Charcot Marie Tooth disease

최병옥 · 최영철 지음

"병원에서 우리 아이가 샤르코-마리-투스병을 가졌다고 의사 선생님께 진단을 받았어요. 이 병은 유전이 되고 증상도 진행된다고 하는데 그럼 앞으로는 걷지 못할 수도 있나요?"

메일로 다급한 질문이 들어왔습니다. 병원에서 들었던 생소한 외국인의 이름이 들어간 병명, 그리고 처음에는 무슨 병인지 도무지 알아들을 수도 없었던, 왠지 무서운 느낌까지 들었던 병명, 샤르코-마리-투스병……

어느 샤르코-마리-투스병 환자의 어머니를 통해 마음에서 마음으로 전해진 애틋하고 안타까운 감정으로 인해 의사들에게조차 생소하기만 했던 샤르코-마리-투스병에 몰입하게 된 지도 벌써 오랜 시간이 흘렀습니다. 그동안 나름대로 많은 노력을 해 왔다고 생각하고 있지만, 현대 의학의 한계점을 뼈저리게 느껴야 했고, 동시에 도전하고 극복해야 할 분야임을 분명하게 깨달았습니다.

샤르코-마리-투스병의 증상은 너무나 다양합니다. 경미한 증상에서부터 휠체어 없이는 생활이 불가능하거나 혹은 사망에 이르는 경우까지 있으며, 이는 샤르코-마리-투스병이 주로 단일한 증상을 보이는 대부분의 다른 질환들과 구분되는 특징이기도 합니다. 그래서 전문적으로 진료 및 연구를 했음에도 불구하고 아직도 정확한 진단을 내리는 것조차 어려운 경우가 있으므로, 환우 분들께서 이 병을 어려워하시는 것은 어쩌면 당연하다고 할 수 있겠습니다. 그러나 시대가 바뀌면서 분자생물학 분야에서, 특히 유전학 관련 기술 분야에서 눈부신 발전이 있었습니다. 그래서 이제는 치료에 관한 접근도 점차 가능해지고 있다고 말씀을 드릴 수 있습니다.

샤르코-마리-투스병으로 진단을 받았거나 혹은 관심이 있는 분들께서는 항상 샤르코-마리-투스병에 관한 한글 책이 있었으면 좋겠다고 말씀을 하셨습니다. 이제 많이 미흡하나마 저희가 첫 번째 책을 낼 수 있게 되었습니다. 이 책의 발간을 위해서 1년 동안 수고해 주셨던 조선영 연구교수님과 황수진 선생님에게 진심으로 감사를 드립니다. 또한 끝없는 가르침을 베풀어 주시고 올바른 길로 이끌어 주신 연세대학교 선우일남, 김승민 교수님, 그리고 이화여자대학교 최경규, 박기덕 교수님께 이 지면을 빌려 깊은 감사의 말씀을 전합니다. 그리고 항상 환우 분들을 위해 노력하시는 샤르코-마리-투스 환우협회 회장님 및 임원 여러분들께도 감사를 드립니다. 마지막으로 이 책을 출간하는 데 많은 도움을 주신 이화여자대학교출판부 관계자 여러분께 감사를 드리며, 언제나 말없이 부족한 남편을 내조해 준 아내와 가족들에게 고마움을 전하고자 합니다. 아무쪼록 이 책이 샤르코-마리-투스병과 싸우고 있는 환자는 물론 그 가족들에게도 작은 소망과 한 점 희망의 빛이 될 수 있기를 간절히 바랍니다.

2011년 2월

최병옥 · 최영철

차례

1

샤르코-마리-투스병의 개요

샤르코-마리-투스병은 1886년에 프랑스인이었던 장 마르탱 샤르코(Jean-Martin Charcot, 1825-1893)와 피에르 마리(Pierre Marie, 1853-1940), 그리고 영국인이었던 하워드 헨리 투스(Howard Henry Tooth, 1856-1925)에 의해 처음으로 알려졌습니다. 그래서 이 세 사람의 이름을 따서 샤르코-마리-투스병(Charcot-Marie-Tooth disease)이라고 부르게 되었습니다. 또한 이름의 첫 글자를 사용하여 CMT라고도 하며 주로 병원에서는 이 용어를 사용합니다. 그리고 의학용어집에는 '유전운동감각신경병증'이라고 되어 있고 이것이 우리나라에서의 공식 병명입니다. 영어 약자로는 HMSN(hereditary motor and sensory neuropathy)이라고도 합니다.

샤르코-마리-투스병은 희귀 질환 중에서 높은 발병 빈도를 가진다고 알려져 있으며, 일반적으로는 인구 2,500명 중 1명에서 발생한다고 보고되어 있습니다. 샤르코-마리-투스병에서는 임상 증상이 다양하게 나타납니다. 증상이 경미하여 일상생활에서는 장애가 거의 없는 경우에서부터 휠체어가 없이는 일상생

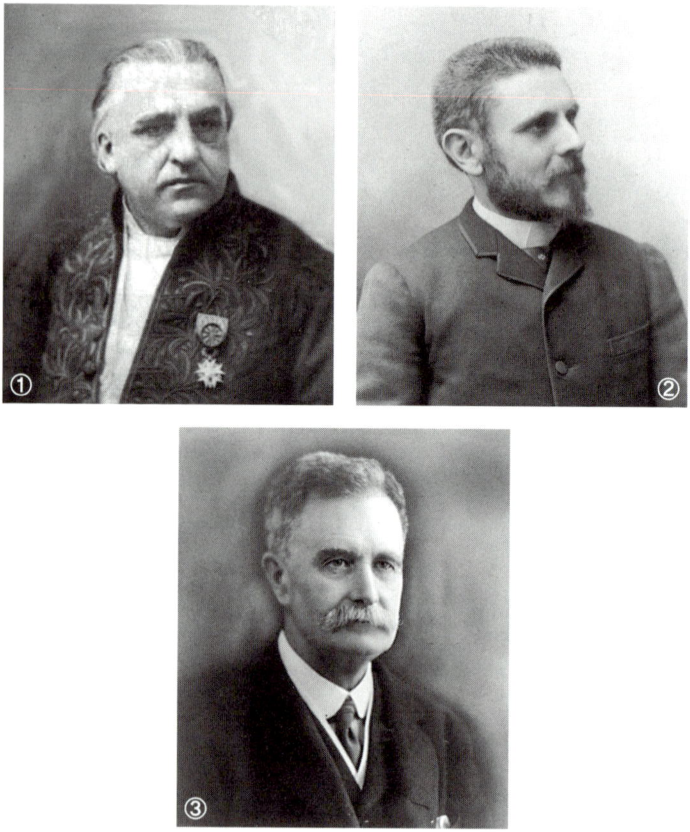

그림 1. 샤르코-마리-투스병을 처음으로 보고한 장 마르탱 샤르코(①), 피에르 마리(②) 그리고 하워드 헨리 투스(③).

활이 불가능한 경우, 혹은 태생기에 발병하고 사망에 이르는 경우까지 매우 광범위합니다. 그러므로 이 병명으로 진단되었을 경우에는 혼자서 고민하지 말고 보다 정밀한 진찰을 받고 전문가와 상의할 것을 권하고 싶습니다. 아직까지도 가족병 혹은 유전병에 관한 편견이 심한 것이 사실입니다. 하지만 과학 기술의 비약적인 발전으로 인하여 샤르코-마리-투스병의 원인 유전자 돌연변이를 발견한 경우에는 샤르코-마리-투스병이 자손에게 대를 이어 내려가는 것을 차단하는 것이 가능할 수 있습니다.

샤르코-마리-투스병은 신경병 중에서도 말초신경계 질병에 속합니다. 신경은 중추신경과 말초신경의 2가지로 크게 나뉩니다. 중추신경이란 뇌와 척수신경을 말하는 것이며 말초신경은 뇌에서 나온 12쌍의 뇌신경과 척수에서 나와서 팔과 다리로 내려가는 운동신경 및 감각신경을 의미합니다. 그러므로 샤르코-마리-투스병은 운동신경과 감각신경의 손상에 의한 증상이 나타납니다. 운동신경 증상으로는 팔과 다리의 근육의 힘이 약해지고 근육 위축 현상이 발생하게 되며, 감각신경 증상으로는 감각 소실과 이상 감각의 발생이 있습니다. 이런 이유 때문에 샤르코-마리-투스병이 발생한 경우에는 주로 다리와 팔에 증상이 발생하게 됩니다.

샤르코-마리-투스병은 상지보다는 하지에서 증상이 더욱 심합니다. 운동신경의 손상에 의해 상지와 하지의 근육에서 근육

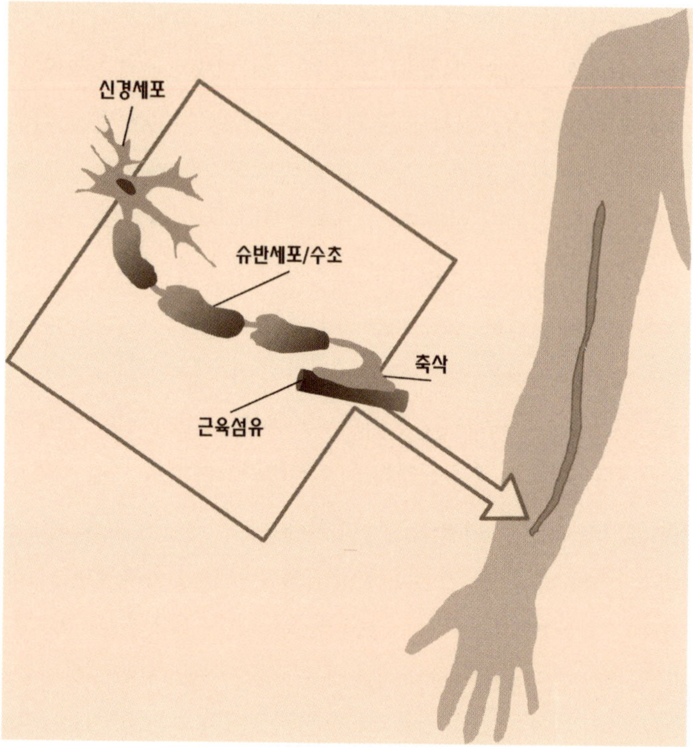

그림 2. 신경을 구성하는 신경세포와 축삭, 슈반세포, 그리고 근육섬유와의 연결을 보여주는 모식도.

위축이 발생하게 되는데, 특히 손목과 무릎 아래쪽에 있는 근육들이 많이 약해지게 되어 발등이 위로 올라오거나 휘어지기 때문에 걷기가 어려워지거나 혹은 손으로 하는 작업을 수행하기가 힘들어지게 됩니다. 감각신경의 장애에 의해 통증, 떨림 혹은 피부궤양 등이 발생할 수도 있지만 운동신경 장애에 비해서는 증상이 가볍습니다. 그러나 감각 기능이 심하게 저하된 환자들은 발을 잘 관리하도록 교육하여 발의 상처가 만성궤양으로 악화되는 등 발에 일어날 수 있는 문제들을 방지하는 것이 필요합니다.

샤르코-마리-투스병은 특정 유전자의 돌연변이에 의해서 발생하는 것으로 알려져 있습니다. 그래서 부모에게서 자녀로 유전되며, 대개의 유전병에서와 같이 증상은 나이가 들수록 점차적으로 심해지게 됩니다. 그러나 모든 환자들에게서 동일하게 나타나는 것은 아니고 개인차가 심하며 극히 일부에서는 예외적인 경우도 있는 것이 사실입니다. 샤르코-마리-투스병과 같이 서서히 진행하는 경우에는 과거에 찍어 놓은 사진 등을 보면 병의 진행 속도 등을 알아내는 데 도움이 됩니다. 현재의 상태만을 보고 진행 여부를 판단하기는 어려우며 시간적인 진행 상태를 파악하는 것이 필요합니다.

샤르코-마리-투스병은 신경이 손상되는 부위에 따라서 여러 가지 유형으로 나누어질 수 있는데 크게 수초의 손상에 의한 수초탈락 신경병증인 샤르코-마리-투스 1형(CMT1형)과 축삭의 손상에 의한 축삭 신경병증인 샤르코-마리-투스 2형(CMT2형)으로 나눌 수 있습니다. 이와 함께 두 그룹의 특징을 함께 보이는 환자들이 발견되었으며, 이들은 샤르코-마리-투스 중간형(Int-CMT)이라고 불렸는데 대표적인 경우가 샤르코-마리-투스 X형(CMTX)입니다. 샤르코-마리-투스병이 다양한 유전자의 이상에 의해 다르게 발병하고 증상도 달라지므로 이 병을 유전학적으로 세부적으로 분류하는 것은 진단 및 앞으로의 병의 진행 상태 등을 파악하는 데 많은 도움이 됩니다. 서로 다른 유전 양상을 가지는 특정 임상 질병을 규명하는 것은 정확한 유전 상담에도 반드시 필요합니다.

최근에 샤르코-마리-투스병의 새로운 발병 기전들이 많이 밝혀져서 병태생리학적 연구뿐만 아니라 복잡한 임상형과 유전형의 분류에 큰 도움을 주었습니다. 지난 20년 동안 유전자 클로닝 기법으로 유전되는 여러 아형들과 관련된 40개 이상의 원인 유전자가 밝혀졌습니다. 하지만 아직도 분자유전학적 연구에 의하면 50개 이상의 유전자들이 여러 형태의 유전신경병증에 관여한다고 보고되어 있습니다. 이것은 신경이 얼마나 복잡한 구성단백질들을 가지고 있는지를 보여주며 이러한 구성단백질을 생산하는 유전자의 종류가 얼마나 많은지를 우리에게 알려줍니다. 이것이 아직도 수많은 샤르코-마리-투스병 환자들이

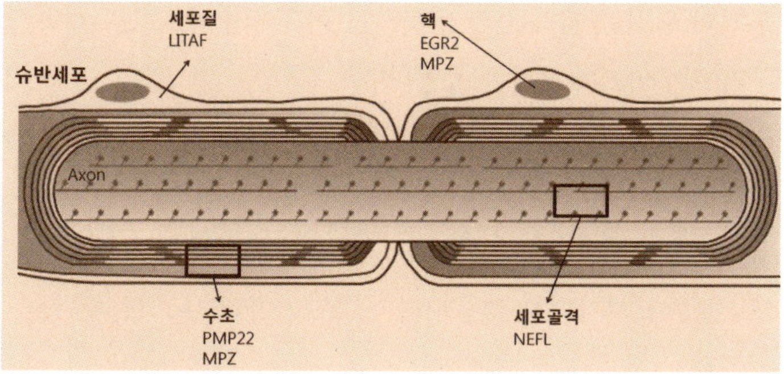

그림 3. 샤르코-마리-투스병의 발병 기전과 관련된 유전자. 수초, 핵, 세포질, 세포골격 등에 관련된 유전자 손상으로 발병하게 됩니다.

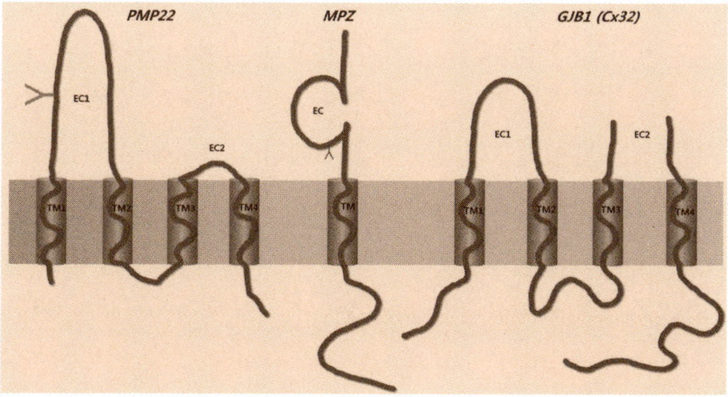

그림 4. 샤르코-마리-투스병의 원인 유전자의 모식도. 신경을 구성하는 단백질을 생산하는 유전자의 종류가 많음을 알 수 있습니다.

본인의 원인 유전자를 알지 못하는 이유이며 앞으로도 계속 연구가 이루어져야 하는 이유입니다.

샤르코-마리-투스병은 아직까지는 확실한 치료법이 없는 것이 사실입니다. 하지만, 치료적인 측면에서 몇 가지 약들이 치료약으로 학술지 등에 소개가 되었으며 유전자 치료의 가능성도 꾸준히 제기되고 있습니다. 샤르코-마리-투스병 환자들과 신경과 의사들은 모두 실제적인 치료법을 기대합니다. 특이적인 치료법을 개발하기 위해서는 질병의 기전에 작용하는 핵심 분자에 대한 규명이 필요하므로 샤르코-마리-투스병 관련 유전자를 밝히는 것은 매우 중요하며, 환자들을 실제로 치료할 수 있는 방법을 개발하는 데 매개체가 될 것입니다. 그러므로 샤르코-마리-투스병을 유발하는 유전자 돌연변이와 그 발병 기전을 이해하는 것이 단순히 진단만을 위해서가 아니라 치료적 접근을 위해서도 필요합니다.

샤르코, 마리, 투스는 누구인가?

샤르코-마리-투스병이 발견되기까지

19세기 후반에 활동했던 신경과 의사들은 다리와 팔의 근육 소실이 특징인 신경병에 대해 특별한 관심을 보였습니다. 대표적인 학자로 당대의 유명한 신경과 의사였던 장 마르탱 샤르코

(Jean-Martin Charcot)가 있습니다. 그는 제자인 피에르 마리(Pierre Marie)와 함께 프랑스 파리에 있는 살페트리에르 병원에서 이러한 유형의 근육 위축을 나타내는 환자들을 보고했는데 영국 케임브리지대학교의 하워드 헨리 투스(Howard Henry Tooth)도 유사한 환자의 특징을 발표했습니다. 샤르코와 마리는 『신경학 리뷰(*Revue Neurologique*)』라는 의학 전문 저널에 발표한 최초의 보고에서, 이 질병에 대해 근력 저하와 근육 위축이 발에서부터 시작되어 손으로 진행하고, 모든 환자에게서는 아니지만 감각 이상 증상이 나타나며, 반사 작용이 없어지거나 감소되는 '독특한 형태의 근육 위축 질병'이라고 기술했습니다. 이 질병의 뚜렷한 특징인 유전성, 진행성, 다리에서 두드러지는 종아리 근육 위축 및 팔다리의 근력 저하, 유년기 및 청소년기의 발병, 발의 기형, 무반사 그리고 팔다리의 감각 소실 등을 정확하게 보고했습니다. 그러나 근육 소실의 원인에 대해서는 1886년까지도 제대로 이해되지 않아서 처음에 샤르코와 마리는 이 질병이 척수에서 진행된 것으로 잘못 추론한 반면 투스는 말초신경에서 진행하는 것이라고 올바르게 지적했습니다.

곧이어 이 병의 이질성과 여러 종류의 유전 양상들이 밝혀졌습니다. 1889년에는 윌모트 헤링햄(Wilmot Herringham)이 남자만 선택적으로 환자가 되는 가족을 발견했는데 이것이 X

염색체에 의해 유전되는 CMTX형입니다. 1893년에는 조셉 줄스 데저린(Joseph Jules Déjérine)과 줄스 소타스(Jules Sottas)가 영유아기에 발병하면서 증세가 심하고 흥미로운 병리 소견을 보이는 환자들을 발견했는데 이들은 신경섬유 주변이 양파 단면처럼 동심원 모양으로 분열한 세포에 의해 둘러싸여 있었고 이를 데저린-소타스 증후군(Déjérine-Sottas syndrome: DSS)으로 분류했습니다. 이러한 양파망울 형태는 후에 다른 선천적 혹은 후천적 신경병증들에서도 관찰되었습니다. 1926년 구스타브 루시(Gustave Roussy)와 가브리엘 레비(Gabrielle Lévy)는 유전성 경련, 갈고리처럼 휘어진 발, 정상적인 근육 운동이 불가능한 조화 운동 불능, 그리고 무반사를 보이는 가족을 보고했습니다.

현재 샤르코-마리-투스병 진단에 사용되는 기계 및 장치들은 훨씬 나중에 도입되었습니다. 샤르코-마리-투스병 환자의 전기생리학적 검사 결과가 비정상적 소견을 보인다는 것이 1950년대 초반에 밝혀졌고, 신경 조직을 좀 더 잘 볼 수 있는 현미경도 1960년대가 되어서야 개발되었으며, 분자유전학 진단이 가능해진 것은 1990년대였습니다. 이런 점을 고려해 볼 때 초기 신경학계의 의사들은 매우 뛰어난 거물들이었으며 그들의 업적은 천재적인 것임을 알 수 있습니다.

장 마르탱 샤르코(Jean-Martin Charcot)

장 마르탱 샤르코는 프랑스 파리에서 1825년 11월 29일에 태어났으며 그는 어린 시절부터 의학에 높은 관심을 보였습니다. 당시에 유명한 살페트리에르 병원에서 수련을 받았고 37세에는 병원 수석의가 되었습니다. 샤르코가 신경학 분야에서 이룬 업적으로 인하여 이 병원은 신경학 분야에서 유명해졌고 샤르코 자신도 당대의 위대한 학자이자 의사로 알려지게 되었습니다. 1872년에는 파리대학교에서 병리해부학 교수가 되었고 1882년에는 초대 신경과 학과장이 되었습니다.

샤르코는 사후 부검을 통하여 발견한 신경 계통의 병변이나 기타 비정상적 현상들을 환자의 실제 증상들과 연관시켜 설명한 것으로 잘 알려져 있습니다. 그는 이런 방법으로 많은 질병들을 연구했고 지금도 많은 영역에서 그 탁월한 정확성이 인정되고 있습니다. 그는 신경 계통뿐만 아니라 간, 신장, 심장, 그리고 폐에서 병리학적으로 이룬 업적으로도 유명합니다. 하지만 그의 주된 관심은 언제나 신경학이었고 루게릭병(Lou Gehrig disease, 또는 근위축측삭경화증[Amyotrophic lateral sclerosis]이라고도 한다)에 대하여 최초로 정식 저술을 발표한 것처럼 신경계 질환들에 대한 논문 및 저서들로 유명합니다.

피에르 마리(Pierre Marie)

피에르 마리는 1853년 9월 9일 프랑스 파리에서 태어난 신경학자입니다. 의과대학을 졸업한 후, 1878년 살페트리에르 병원의 유명한 신경학자 장 마르탱 샤르코 밑에서 인턴을 시작했습니다. 마리는 1883년 바제도병(Basedow's disease)에 대한 졸업논문으로 의학 박사학위를 받았고, 1888년 파리 메드생(médecin) 병원에서 근무했으며, 1907년에 의과대학에서 병리해부학 교수가 되었고, 1917년부터 1925년까지 신경과 교수로 활동했습니다. 또한 1911년 마리는 프랑스 국립 의학 아카데미의 일원이 되었습니다.

마리의 초기 업적 중 하나는 말단비대증으로 알려진 뇌하수체 질병에 대한 것이었습니다. 이 질병에 대한 그의 분석은 현대 내분비학으로 알려진 의학 분야에 크게 공헌했습니다. 마리는 또한 폐비대성골관절증과 근형부척추증을 처음으로 설명했으며, 실어증에 대한 많은 연구에서 폴 브로카(Paul Broca)의 생각과 반대되는 언어장애 관련 의견을 주장하기도 했습니다. 1907년, 마리는 자신의 모국어를 외국인처럼 말하게 되는 현상인 외국어말투증후군의 언어장애를 최초로 설명하기도 했습니다.

하워드 헨리 투스(Howard Henry Tooth)

하워드 헨리 투스는 1856년 영국 호브에서 태어난 영국 신경학자입니다. 그는 케임브리지 세인트존스대학교에서 공부했고, 1880년 성 바틀로뮤 병원에서 임상 교육을 받았습니다. 이후 생리학 조교와 병리해부학 조교로 일했으며, 1886년 케임브리지대학교에서 의학 박사학위를 받았고 1897년에 조교수, 1906년에 교수가 되었으며 1921년에 은퇴할 때까지 성 바틀로뮤 병원에서 일했습니다. 은퇴 후 그는 영국의 서퍽(Suffolk) 지방 헤이들리(Hadleigh)로 옮겼으며, 1925년에 사망하기까지 많은 업적을 남겼습니다.

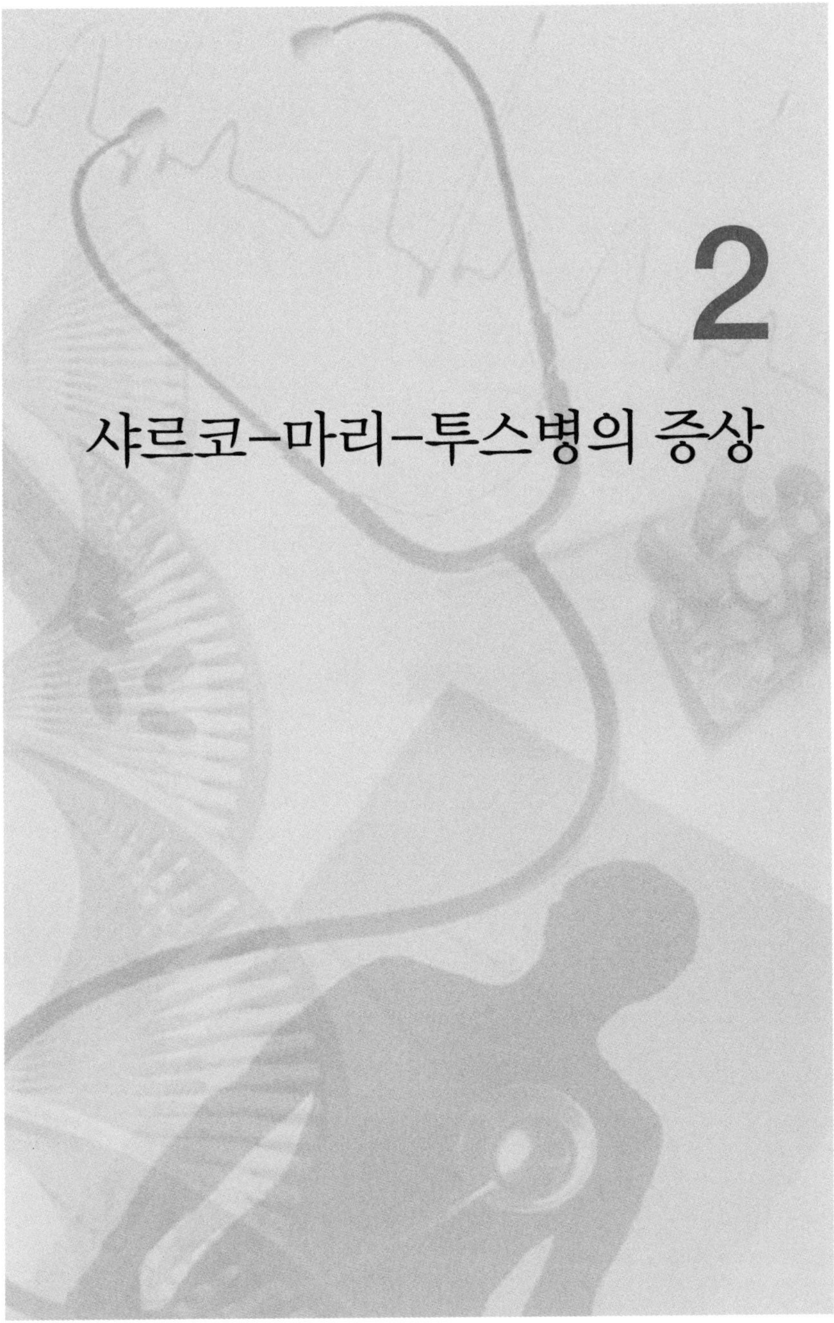

2

샤르코-마리-투스병의 증상

샤르코-마리-투스병의 증상

샤르코-마리-투스병은 약 1미터가량 뻗어나가는 긴 신경세포의 말단이 제대로 유지되지 못하여 발생하는 말초신경계 질병이라고 알려져 있습니다. 따라서 샤르코-마리-투스병에서 보이는 증상은 손상된 말초신경의 유형과 분포에 의해서 좌우됩니다. 말초신경은 운동신경과 감각신경으로 이루어져 있으므로 이와 같은 발병 기전으로 운동 기능 이상 및 감각 기능 이상이 발가락과 손가락 같은 몸의 말단에서 시작됨을 쉽게 알 수 있습니다.

샤르코-마리-투스병의 증상은 나타나는 빈도에 따라 크게 전형적인 증상과 비전형적인 증상들로 나눌 수 있습니다. 대부분의 증상은 보통 몸의 양쪽에서 대칭적으로 나타나지만 간혹 비대칭 증상을 보이는 경우도 있습니다. 증상이 처음으로 나타나는 연령은 개인마다 다르기 때문에 한마디로 말하기는 어렵습니다. 많은 경우에서는 대개 10세경에 증상을 보이기 시작합니다. 그리고 발병 초기에는 증상이 매우 경미하여 이상이 있다는 것을 알기가 쉽지 않습니다. 하지만 증상의 발현 시기를 정확하게 파악하는 것은 병의 진행 속도와 진행 정도를 가늠해 볼 수 있는 지표가 되므로 중요합니다. 환자의 가족이 대가족인 경우에는 할머니가 질병 관련 증상을 가장 빨리 포착하는 전문가로 알려져 있습니다. 심지어는 생후 한 살 이내에서도 정확하게 알아내곤 하셨습니다.

발병 연령이 중요하기 때문에 질문을 하면 환자분들도 기억을 더듬으며 어릴 때부터 잘 넘어지고, 같은 또래의 친구들보다 빨리 뛰지 못했으며, 운동에 대한 재주가 별로 없었고, 발가락으로 걸었거나, 발 모양이 이상해서 신발 고르는 것이 어려웠다고 회상하곤 합니다. 안타깝게도 샤르코-마리-투스병 환자들은 어릴 때 걸음걸이가 이상하고 운동이나 필기가 서투르며 단정치 못하게 보여 놀림받기 쉬울 수도 있습니다. 하지만 유년기와 청소년기에 아무 문제없이 생활하는 경우도 있으며 간혹 50대에 접어든 후 혹은 그 이후에 처음으로 증상을 나타내는 경우도 있습니다.

주의할 점은 샤르코-마리-투스병의 증상은 다른 유전질환들에서와 같이 항상 서서히 진행한다는 것입니다. 그래서 연구자들은 1년 동안의 미세한 변화를 객관적으로 측정할 수 있는 검사와 지표들을 만들기 위해 많은 노력을 기울이고 있습니다. 만약, 갑작스럽게 증상이 악화되는 경우가 있다면 이런 경우에는 샤르코-마리-투스병과 함께 동반되었을 수 있는 기타 질병을 생각해야 하며, 이러한 경우에는 조기에 치료가 가능한 다른 질병일 수 있으므로 갑작스러운 변화가 있으면 반드시 전문의를 찾아야 합니다.

전형적인 증상

샤르코-마리-투스병의 증상은 다양하게 나타나며, 증상의 심한 정도는 본인의 대처 방법, 직업, 가족과 친구의 도움 정도 등 많은 요인에 의해 영향을 받습니다. 직업 활동을 어렵게 만들고, 특히 몸을 사용하는 일이 많은 직업인 경우 더욱 그럴 수 있으므로 젊은 사람들을 상담할 때는 이 점을 고려해야 합니다. 하지만 예상과 달리 활동성이 높은 직업의 환자들이 은퇴 연령까지 종사하는 경우도 드물지 않습니다. 이런 사례들은 샤르코-마리-투스병 환자들에게 위안이 될 수 있으며 노력에 따라서는 가능할 수도 있다고 보고되어 있습니다.

근력 저하

근력의 저하는 평가하는 기준이 비교적 표준화되어 있고 국제 평가 기준이 있기 때문에 중요한 진단 평가 항목으로 사용됩

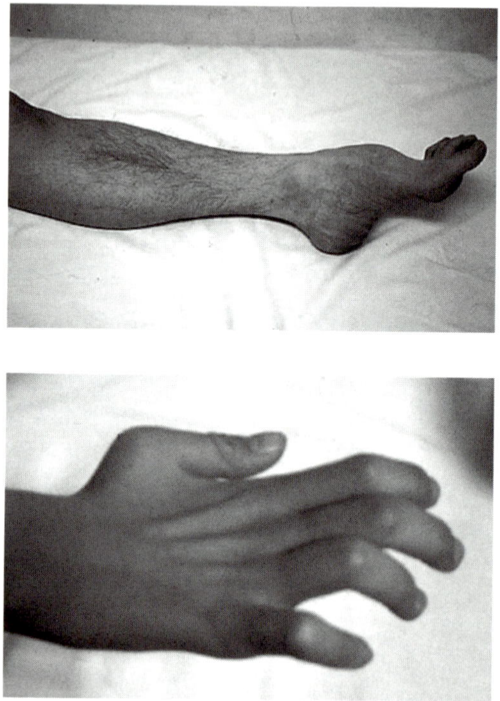

그림 5. 샤르코-마리-투스병 환자의 하지 및 상지 사진. 발등이 아치 모양이 되고 종아리가 가늘어지며 손 근육이 위축되고 구부러진 모양을 보입니다.

니다. 대개의 경우 처음으로 나타나는 증상은 엄지발가락을 들어 올리는 근육인 엄지발가락폄근의 힘이 약해지는 것입니다. 이후에 병이 진행되면서 발목을 위로 들어 올리거나 바깥쪽으로 내미는 근육들의 힘이 점점 약해집니다. 가벼운 증상으로는 다리가 무겁다거나 계단을 오를 때 난간을 잡아당긴다거나 카펫 혹은 문턱에 발가락이 걸린다거나 하는 등이 있습니다. 신경과 의사는 이러한 근육들의 손상 여부를 판단하기 위하여 환자가 뒤꿈치로 걸을 수 있는지를 확인합니다. 뒤꿈치로 걷기 어려워지는 것이 초기의 환자들이나 증상이 매우 가벼운 단계에서 알아차릴 수 있는 유일한 지표인 경우도 있습니다. 근력의 저하가 여기까지만 진행이 된 채로 남아 있는 경우도 있습니다. 하지만 많은 경우의 환자들에서는 종아리 근육의 힘이 약해져서 발바닥을 굽히는 근육이나 발을 안쪽으로 돌리는 근육들까지 약해질 수 있습니다. 증상이 심한 환자들에서도 무릎 이하의 근육은 손상이 되지만 허벅지의 근육들은 손상이 안 되는 경우가 많습니다. 증상은 대개 원인 유전자의 종류에 따라 결정되는 경우가 많으며 어떤 유전자 변이의 경우에는 허벅지 근육의 손상이 발생합니다.

상지의 경우에는 증상이 경미한 경우가 많고 다리에 비해 근력의 저하가 분명하지 않아서 초기에는 알아차리기 힘듭니다. 그리고 다리에 비해 증상이 늦게 발현된다고 알려져 있습니다.

심한 경우라도 팔을 펴고 굽히는 근육의 힘은 원래대로 유지되는 경우가 많으며, 특히 어깨 근육은 손상되는 일이 거의 없다고 합니다.

근육 위축

근육의 힘이 약해지는 것과 함께 근육의 위축이 진행되어 바깥에서 볼 때에도 근육의 부피가 줄어들었다는 것을 알 수 있게 됩니다. 특히 크기가 작은 근육들에서 뚜렷한데, 이런 현상은 발의 작은 근육들에서 먼저 나타납니다. 그 결과 발바닥과 발등의 근육의 위축으로 인해 인대가 더욱 두드러져 보이기도 합니다. 종아리 근육들이 가늘어진 것을 눈으로 확인할 수 있으며, 때로는 허벅지 아래 부분의 근육까지 가늘어지기도 합니다. 이와 같은 경우에 환자들은 '황새다리'로 불리기도 하고 거꾸로 뒤집은 샴페인병 모양과 비슷하다고 말하기도 합니다. 상지의 경우에는 손의 근육에서 뚜렷하게 나타나게 됩니다. 그래서 손의 작은 근육이 약해지면서 소실되면 엄지손가락과 검지손가락 사이의 근육, 손등 및 엄지손가락 아래쪽 근육들에서 분명하게 나타납니다.

감각 저하

신경과 의사들은 감각 증상을 양성 혹은 음성으로 분류하는

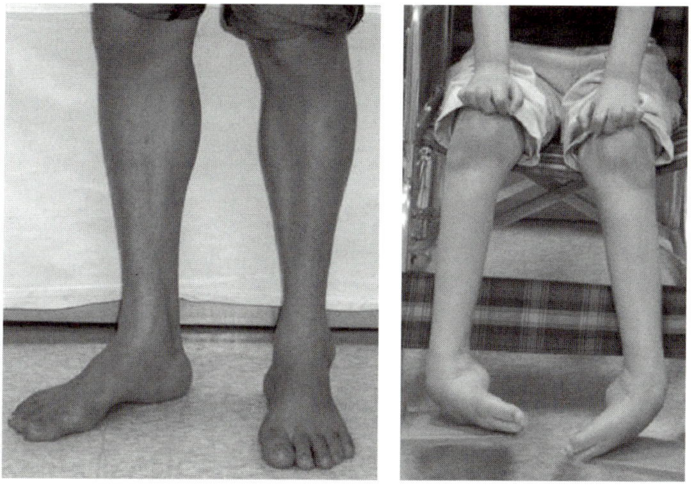

그림 6. 같은 MFN2 유전자 변이를 가진 환자에서 보이는 전혀 다른 하지의 증상. 좌측은 정상에 가깝지만 우측은 심한 근육 위축과 골격의 장애가 있습니다.

경향이 있습니다. 양성 증상은 통각과 바늘로 찌르는 듯한 감각을 느끼는 것을 포함하고 음성 증상은 감각이 저하되거나 소실되는 것을 가리킵니다. 양성 증상은 샤르코-마리-투스병에서는 흔하지는 않습니다. 샤르코와 마리가 처음에 언급했던 것처럼 감각 이상이 샤르코-마리-투스병에서 두드러지는 경우는 드물고 증상을 보이더라도 감각이 저하되는 정도입니다. 이런 감각 이상의 소견은 찾아내기가 어려울 수 있어 세심한 진찰 검사 혹은 근전도 검사가 필요합니다. 통각 저하로 인해 초기에 궤양을 알아차리지 못하여 잘 낫지 않을 수 있는데, 이러한 궤양은 감염될 수 있으며, 결국 뼈까지 침투하여 팔이나 다리를 절단해야 하는 상황이 올 수도 있습니다. 이러한 합병증이 전형적 샤르코-마리-투스병에서 발견되는 사례가 있었지만 매우 드뭅니다. 감각이 저하되거나 소실된 환자의 경우에는 평소에 발을 잘 관리하면 궤양을 방지할 수 있으므로 주의를 요합니다.

강하게 추운 감각을 느끼는 일은 일반적으로 말초신경병 환자들이 흔히 호소하는 증상으로, 샤르코-마리-투스병에서도 마찬가지입니다. 발과 종아리가 붉은색이나 보라색으로 변하는 경우도 자주 있습니다. 불편하다거나 미적인 측면과는 별개로, 어떤 환자들에서는 이런 현상이 궤양을 일으킬 수 있는 순환계 문제로 여겨지기도 합니다. 그러나 샤르코-마리-투스병에서 이러한 순환계 합병증이 생기는 경우는 극히 드물다는 것을 기억해야 합니다.

또한 접촉이나 압력 등의 정상 자극이 때때로 촉각 장애라는 불쾌하고 이상한 감각을 유발할 수 있습니다. 이런 감각은 피부를 사포로 문지르는 느낌, 화끈거림, 가려움, 찔림 감각, 얼음처럼 차가운 느낌, 혹은 잔여감 등으로 다양하게 표현됩니다. 촉각 장애는 가벼운 접촉이나 압력, 피부에 옷감이 닿는 느낌, 혹은 가벼운 바람 등의 일상적 자극으로 나타날 수 있습니다.

통증

의사들은 흔히 샤르코-마리-투스병이 심한 통증을 동반하지는 않는 것으로 생각하지만, 환자들을 대상으로 설문을 실시하면 통증을 호소하는 경우가 빈번함을 알 수 있습니다. 통증을 일으키는 유발 요인들이 다양하므로 주의 깊은 병력 조사와 진찰 검사를 통해 원인을 정확하게 밝혀내고 약물 요법 등의 적절한 처치를 시작하는 것이 필요합니다.

타는 듯한 감각이나 찌르는 듯하고 발목이 조이는 감각이 나타나는 신경병증성 통증은 샤르코-마리-투스병과 직접 관련되는 경우는 드물고 대개는 이차적인 다른 원인에 의해 근육에 무리가 가해지면서 통증을 느끼는 것으로 원인을 치료하는 것이 중요합니다. 샤르코-마리-투스병 환자들에서는 주로 P0(myelin protein zero) 유전자의 특정 돌연변이에 의한 경우에 찌르는 듯한 통증이 나타날 수 있습니다.

몸을 움직이는 일을 나누어서 하거나 사이사이에 휴식을 취함으로써 이런 통증을 어느 정도 방지할 수 있습니다. 걷는 패턴이 바뀌면서 인대와 관절에 무리가 와서 통증을 느낄 수 있는데 특히 무릎, 발목, 엉덩이 그리고 등 아래쪽에서 발생합니다. 발바닥과 발가락에 압력이 가해지는 부분은 못이 박혀 아플 수 있고, 간혹 엉덩이 부위나 무릎 뼈 탈구에 의해 통증이 생기기도 합니다. 이러한 이차적 통증은 원인만 찾으면 적절한 조치를 통해 치료가 가능할 수 있습니다.

골격 기형

발 기형은 샤르코-마리-투스병에서 가장 흔하게 나타납니다. 이러한 골격의 기형적인 모습은 어려서 발병한 환자들에서 더욱 심하게 나타나는 경향이 있습니다. 골격의 기형은 발가락 혹은 발목을 위로 올리는 근육들과 아래로 구부리는 근육들 사이의 균형이 깨져서 발생할 수 있습니다. 그리고 뼈의 강도가 유연한 시기에 발생한 것일수록 불균형의 여파가 크게 작용하여 변형이 심해집니다. 가장 전형적인 발 기형은 휜 발이나 오목한 발(발등의 아치 모양)이지만 편편한 발을 가진 경우도 있습니다. 망치발가락이 오목한 발과 동반되는 경우가 자주 있습니다. 이러한 발의 모양은 환자들로 하여금 발 모양에 잘 맞는 신발을 고르기가 힘들어지게 합니다. 발의 기형으로 인해 보행 장애가 발생하고 발 모양의 구조적 변형이 심해지면 발바닥에 압점이 생성되고 티눈과 같은 못이 박히고 이로 인해 통증을 느낄 수 있습니다. 또한 샤르코-마리-투스병에서 척추의 기형인 척주측만이 발생하기도 합니다. 샤르코-마리-투스병 환자들은 일반인과 비교했을 때 엉덩이의 위치가 달라질 수 있고 고관절이나 무릎의 뼈가 탈구되는 등의 정형외과적인 문제의 발생 빈도도 높은 편입니다. 이중 흔히 발생하는 문제로 아킬레스건의 단축이 있는데, 발을 밑으로 미는 근력의 저하가 심해지면서 발이 아래쪽으로 향하게 되고 아킬레스건의 길이가 짧아지게 됩니다. 아킬레스건이 단축된 환자들은 발끝이나 발가락으로 걷게 되어 흔히 '까치발'이라고 불리며 보행의 불안정성이 높아집니다.

보행 장애

근력의 저하와 발 기형은 진행성 보행 장애로 이어지게 됩니다. 환자들은 발 처짐 때문에 무릎을 높이 들어 올려야 바닥에서 발가락까지 뗄 수가 있게 되며 심한 경우에는 엉덩이까지 들어서 움직여야 되기도 합니다. 보행 시에 발을 땅 바닥에 내려놓을 때에는 발뒤꿈치가 먼저 닿는 것이 아니라 발끝이 먼저 땅에 닿게 되어 '철퍽 소리'가 나는 원인이 되며, 이런 특징적인 보행은 '터벅 걸음'으로 불리기도 합니다. 병의 상태가 심해서 발에 있는 모든 근육들이 완전히 마비되어 있는데도 불구하고 독립적 보행이 가능한 경우가 있는데, 이것은 손상되지 않은 허벅지 근육을 사용하기 때문에 가능한 것입니다. 대부분의 샤르코-마리-투스병 환자들에서는 허벅지 근육이 거의 손상되지 않은 채로 남아 있습니다. 그리고 보행 시에 중요한 역할을 하는 것은 허벅지와 그 상부에 있는 근육들입니다. 이러한 사실은 증상이 가벼운 샤르코-마리-투스병 환자들이 걷지 못하게 될 것이라는 불안감을 떨쳐버리는 데 적지 않은 도움이 될 수 있을 것입니다.

감각 장애도 보행 장애에 상당한 역할을 한다는 사실이 때때로 간과되기도 합니다. 보행 시의 균형 유지에는 발과 발목에서 오는 감각 정보가 중요한 역할을 합니다. 밝은 낮이나 조용한 환경에서는 무의식중에 환자들이 시각 정보로 본인의 팔다리 자세를 인식하게 되고 이것은 감각의 소실을 대체할 수 있지만 어두운 곳에서는 이런 대체작용이 불가능해지므로 보행 시 균형을 잡는 것이 어렵게 됩니다.

샤르코-마리-투스병 환자들의 보행 패턴은 보행 시에 에너지가 많이 요구되어 피로감을 쉽게 일으키게 됩니다. 정상인의 보행 패턴에서는 한 걸음이 다음 걸음을 준비함으로써 앞으로 나가는 데 사용되는 에너지 효율을 높이지만 샤르코-마리-투스병 환자들의 보행 패턴에서는 발과 무릎을 들어 올리는 데 에너지가 많이 들고 앞으로 걸으면서 첫 번째 걸음으로부터 두 번째 걸음으로 에너지가 부드럽게 전달되는 효과가 없어지게 되어 힘이 많이 들게 됩니다.

균형 장애

샤르코-마리-투스병 환자들은 보행 장애뿐만 아니라 한동안 가만히 균형을 잡고 움직이지 않고 서 있는 것에도 어려움을 겪을 수 있습니다. 특히 버스나 지하철에서 손잡이를 잡지 않고

서 있는 것이 힘들게 되고, 길거리에서 신호등의 신호가 바뀌기를 기다리는 것도 힘들 수 있습니다.

상지 기능 장애

상지, 특히 손에서의 근력의 저하와 감각의 소실은 촉감의 소실을 유발할 수 있어서 손으로 글씨를 쓰거나 작은 물건들을 다루는 능력이 현저하게 떨어질 수 있습니다. 하지만 전형적인 샤르코-마리-투스병에서 손의 기능이 완전히 없어지는 경우는 거의 없습니다.

증상의 다양성

샤르코-마리-투스병의 증상과 기능 장애는 대부분 비슷하게 나타나지만 심한 정도는 개인차가 크게 나타납니다. 한 가족 내에서도 환자들 간에 증상의 심한 정도가 다를 수 있으며 심지어는 일란성 쌍둥이에서도 병의 정도가 심하게 차이가 나는 경우도 있었습니다. 예를 들어, 한 가족 중 할아버지는 유전자 변이가 발견되었음에도 불구하고 실제 생활의 장애는 거의 없어서 70세의 고령에도 농사를 짓는 것이 가능했지만, 어린 손자의 경우에는 보행 장애가 심하고 손의 힘이 저하되어 가위질을 잘 하지 못하는 경우도 있었습니다. 이런 증상의 다양성은 개인에 따른 정확한 예후를 짚어내는 것을 상당히 어렵게 합니다. 하지만 대개는 한 가족 안에서는 일정한 형태로 나타나서 몇몇 사항들은 예측을 할 수 있게 해 줍니다.

합병증

샤르코-마리-투스병의 합병증은 드물게 나타납니다. 어떤 약물의 치료는 샤르코-마리-투스병의 증상을 악화시킬 수 있으므로 말초신경계에 영향을 미칠 가능성이 있는 약을 처방할 때는 신중해야 합니다. 지금까지는 항암 치료에 사용되는 빈크리스틴에 의한 부작용이 알려져 있으며 투여 후 근력 저하가 심해져서 수일, 수주 내에 걷거나 서지 못하게 되는 부작용이 여러 번 보고되어 있습니다. 이들 중 대부분은 환자들이 샤르코-마리-투스병 환자임을 몰랐던 사례였습니다. 드물게는 샤르코-마리-투스병에서 호흡 곤란이 관찰된 경우도 있었는데, 이런 경우는 횡격막에 분포하는 횡격막 신경의 마비 때문인 경우도 있었고 영양실조로 허약해진 환자에게서 일시적인 호흡 마비가 나타난 경우도 있었습니다. 이런 경우에는 치료에 의해 증상의 회복을 기대할 수 있습니다.

비전형적인 증상

청력 이상

청력 이상은 나이가 많은 노인에게서는 비교적 빈번하게 발생하는 증상입니다. 그런데 샤르코-마리-투스병 환자들의 청력 이상 빈도가 훨씬 높아 질병의 진행에 따른 청각신경 손상 가능성을 시사하는 경우도 있습니다. 샤르코-마리-투스병의 종류에 따라서는 젊은 나이에 청력 손상이 발생하여 점차 심해지므로 청력 이상이 샤르코-마리-투스병의 한 연관 증상임을 보인 경우도 있습니다. 하지만 이들의 연관성에 대해서는 더 많은 연구가 필요합니다.

시각 이상

샤르코-마리-투스병에 의해 시각 이상이 나타나는 경우는 드문 것이 사실입니다. 그렇지만 미토푸신(mitofusin) 단백질을 만드는 유전자 이상으로 인해 유발되는 특정 유형의 샤르코-마리-투스병 환자들에서는 급격한 시력 저하가 관찰되었습니다. 그러나 이들의 시력 소실은 대부분의 경우에 부분적인 소실 이후 회복이 가능했습니다. 또한 드문 유형의 샤르코-마리-투스병 환자들에서는 백내장이나 녹내장 등의 증상이 발견되기도 했는데 일반인들에 비하여 훨씬 젊은 연령층에서 발생했습니다.

성대 마비 (쉰 목소리)

성대 마비는 전형적 샤르코-마리-투스병에서 매우 드문 합병증입니다. 그러나 특정 샤르코-마리-투스병 유형에서는 계속 발견되고 있습니다. 이러한 유형의 환자들은 쉰 목소리 때문에 병원을 찾아오게 되어 샤르코-마리-투스병이 발견되기도 했습니다.

척주 측만

척주 측만은 어린 나이에 샤르코-마리-투스병이 발병한 환자들에서 자주 발견되었습니다. 어린 나이에 발병한 경우는 근력의 저하가 극심한 경우가 많고 발달 단계에 있기 때문에 이에 비례하여 척주 측만이 나타날 수 있으므로 세밀한 관심을 가지고 진찰할 필요가 있으며 경우에 따라서는 교정을 요합니다. 그러나 어떤 드문 유형의 샤르코-마리-투스병에서는 척주 측만 징후가 먼저 나타나고 이에 비례하여 근력의 저하가 진행되기도 했습니다.

연하 장애

샤르코-마리-투스병에서는 매우 드물게 음식을 삼키는 기능의 장애(연하 장애)를 초래하는 경우가 있습니다. 음식을 먹지 못하는 증상은 심각한 장애에 속할 수 있으며 의료진의 도움이 필요합니다.

안면 마비

뇌신경의 장애에 의한 얼굴 근육의 약화 현상으로 안면 마비의 증상을 보이는 경우가 있는데 이 경우에는 일반적인 안면 마비가 한쪽에 발생하는 데 비하여 양쪽으로 발생한다는 차이점이 있습니다. 이 경우도 전문의의 진찰을 필요로 합니다.

근육 경직

근육 경직은 근육이 계속해서 수축된 상태를 지속하는 것으로 샤르코-마리-투스병에서 흔히 보이는 보행 장애와는 구분되는 다른 형태의 보행 장애를 일으킬 수 있습니다. 근육 경직은 항상 뇌와 척수 등의 중추신경계의 이상을 의미하는 것으로 근육의 경직이 계속 지속되면 '가위 보행'을 유발하고 조건반사 작용이 활발해져서 바빈스키반사(발바닥의 바깥쪽 가장자리를 자극하면 이에 반응하면서 엄지발가락을 들어 올리게 되는 반사 작용)처럼 비정상적인 반사를 보이기도 합니다. 또한 이와 같은 근육 경직이 의심되고 비정상적인 반사 작용이 발견되면, 다른 원인에 의해 발생했을 가능성도 있고, 원인에 따라서는 치료가 가능할 수도 있으므로 추가적인 영상 검사가 필수적이며 전문의의 진료를 필요로 합니다.

심한 손의 장애

전형적 샤르코-마리-투스병에서는 주로 다리의 증상이 손에 비하여 훨씬 심하게 나타나는 것과는 달리 손에서 다리보다 증상이 심하고 손에서부터 근력의 저하 혹은 근육 위축이 시작되고 진행할 수도 있습니다. 이런 독특한 양상은 특정 유전자의 돌연변이에 의해 발생한 샤르코-마리-투스병을 가리킬 수도 있습니다.

임상 양상과 샤르코-마리-투스병

앞에서 언급한 샤르코-마리-투스병의 모든 증상 및 합병증들이 모든 환자들에서 전부 나타난다고 잘못 생각할 수도 있습니다. 이 증상들은 개인차가 심하며, 대부분의 환자들에서는 전형적인 샤르코-마리-투스병의 증상을 주로 보이게 되고 비전형적인 증상은 드물게 나타납니다. 그러므로 실제의 임상에서는 언제나 새로 샤르코-마리-투스병으로 진단된 사람들의 증상을 전형적인 샤르코-마리-투스병의 임상 양상과 비교하면서 시작합니다. 그리고 추가 증상들이 있는지, 혹시 있다면 이러한 증상들이 샤르코-마리-투스병과 관련되어 있는 것인지 아니면 우연히 동반되었을 뿐인지, 추가적인 원인 규명이 필요한 것인지를 분석하게 됩니다. 그리고 추가적인 증상 및 특이 증상을 가진 경우에는 특정한 유형의 샤르코-마리-투스병을 의미하기도 합니다. 드문 증상을 보이는 유형들에 대한 대부분의 분석들은 대학병원에서 이루어지며 검사의 완료가 쉽지는 않습니다. 하지만, 같은 증상을 가진 경우가 계속 축적이 되면 분자유전학적 분석 결과에 따라 임상 진단 및 치료에 도움을 받을 수 있게 됩니다.

3

샤르코-마리-투스병의 진단

샤르코-마리-투스병의 진단

샤르코-마리-투스병은 자세한 신경학적 진찰에 의한 임상 증상, 신경전도 검사 및 근전도 검사와 같은 전기생리학적 검사, 신경조직 검사 및 유전자 검사의 결과를 종합적으로 판단하여 진단합니다. 전기생리학적 검사는 현재 환자의 상태를 알 수 있고 신경의 손상된 정도를 측정할 수 있으므로 가장 중요한 검사에 속합니다. 유전자 검사는 혈액으로부터 DNA를 추출하여 유전자의 이상 유무를 검사하는 것으로 샤르코-마리-투스병을 확진할 수 있습니다. 신경조직 검사는 현미경으로 직접 신경의 손상을 확인하여 샤르코-마리-투스병을 진단할 수 있습니다. 샤르코-마리-투스병은 대개 가족력이 있지만, 본인부터 유전자 이상이 시작된 경우 등과 같이 가족력을 확인할 수 없는 경우도 있으므로 증상이 있는 경우에는 의사 선생님과 상의를 하는 것이 좋겠습니다.

3-1 전기생리학적 검사

전기생리학적 검사

병원에서 샤르코-마리-투스병으로 진단을 받았거나 진단 중인 경우에 대부분 본인이 신경전도 검사 혹은 근전도 검사를 받았거나 받을 예정이라는 것을 알고 있습니다. 그래서 이 검사에 대하여 많이 궁금해 합니다. 신경전도 검사 혹은 근전도 검사는 현재 환자 신경의 상태와 신경 손상의 정도를 보여주는 가장 중요한 검사라고 할 수 있습니다. 유전자 검사로 샤르코-마리-투스병이 있는지 혹은 없는지를 알 수 있다면 신경전도 검사와 근전도 검사는 실제로 병이 얼마나 심한지 혹은 추적 검사를 통해 앞으로 어떻게 병이 진행될지에 대한 기본 정보를 제공하게 됩니다. 신경전도 검사와 근전도 검사는 모두 전기생리학적인 방법을 사용하므로 이를 합쳐서 '전기생리학적 검사'라고도 합니다.

전기생리학적 검사의 역할

전기생리학적 검사는 샤르코-마리-투스병이 의심되는 사람들을 검사하는 주요 방법으로 신경전도 검사(nerve conduction study, NCS)와 근전도 검사(electromyography, EMG)로 구성되어 있습니다. 전기생리학적 검사는 신경이 어떻게 기능하고 있는지에 대한 가장 중요한 생리학적 정보를 제공합니다.

전기생리학적 검사에서 얻어진 정보들은 임상의사가 진단을 하는 데 많은 도움을 줍니다. 검사의 결과에 따라 샤르코-마리-투스병의 여부를 알 수 있고 기존에 알려진 샤르코-마리-투스병 환자들과 유사한지 혹은 앞으로의 예후에 대해서도 알 수 있습니다. 이것은 수초탈락 신경병증에 의한 CMT1형인지 혹은 축삭 신경병증에 의한 CMT2형인지를 구분하는 중요한 기준이 되며, 또한 이들의 혼합 신경병증에 의한 CMT중간형(Int-CMT)을 구분할 때에도 기준이 됩니다. 전기생리학적 검사는 특히 샤르코-마리-투스병 증상의 심한 정도를 판단할 수 있는 기준이 됩니다.

전기생리학적 검사는 본질적으로 환자에게 전혀 위험하지 않은 것으로 알려져 있습니다. 그럼에도 불구하고 혈관을 가늘게 만드는 항응고제를 투여하고 있는 환자들이나 심장 심박조율기, 제세동기 혹은 다른 전기적 기구를 체내에 삽입한 환자들에게는 주의가 필요합니다. 하지만 이러한 환자들도 검사의 수행은 가능합니다. 검사를 하기 전에 특별히 준비해야 하는 사항은 없으나, 전극을 제 위치에 붙이기 어려울 수 있으므로 팔과 다리에 스킨이나 크림 등의 화장품은 바르지 않는 것이 좋습니다.

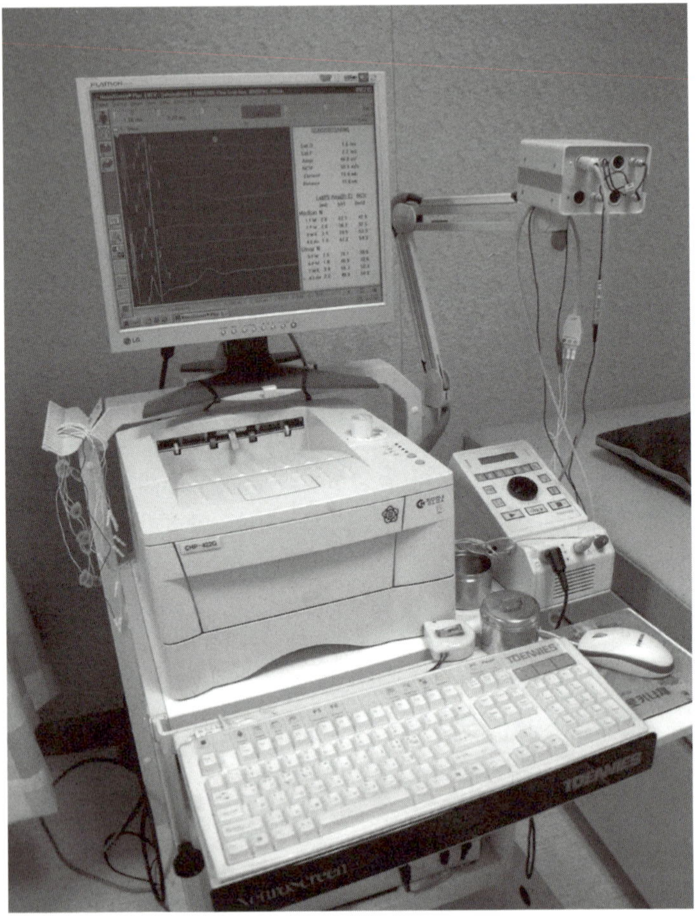

그림 7. 병원에서 신경전도 검사 및 근전도 검사를 시행하는 진단 기기.

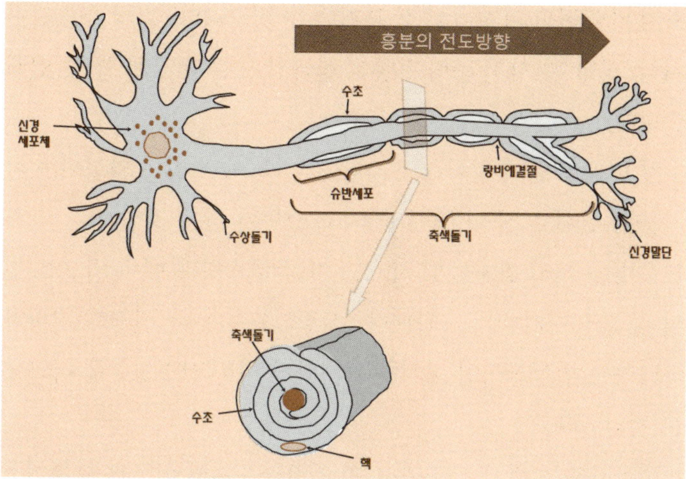

그림 8. 신경세포에서 발생한 신경 흥분으로 인해 신경 말단으로 전기적 전도가 발생하며 이를 이용한 것이 신경전도 검사입니다.

전기생리학적 검사의 유용성

앞에서도 이야기했지만, 전기생리학적 검사는 샤르코-마리-투스병이 의심되는 환자들을 평가하는 데 매우 중요한 검사입니다. 이 검사를 통해 환자에게 신경병증이 있는지 알 수 있고, 유전자 돌연변이에 의한 일차적 손상이 수초에서 일어났는지 혹은 축삭에서 일어났는지도 알 수 있습니다. 또한 축삭의 손상 정도와 손상 범위도 알 수 있습니다. 이런 검사들은 매우 안전하지만 일련의 과정이 다소 불편할 수 있습니다. 그렇지만 관련 지식, 상담 및 사전 준비를 통해 불쾌감이 들지 않게 할 수 있겠습니다.

첫 번째로 알아야 할 것은 샤르코-마리-투스병이 의심되는 환자들이 실제로 신경병증을 가지고 있는가 하는 것입니다. 간혹 근육병을 가진 환자들도 샤르코-마리-투스병과 매우 비슷한 임상 증상을 나타내기도 합니다. 신경전도 속도나 신경의 전위가 하나라도 비정상적인 수치를 보인다면 이는 신경병증을 나타내는 것입니다.

대부분의 샤르코-마리-투스병 환자들은 운동신경과 감각신경이 모두 손상되지만 한쪽만 손상된 경우도 있으며, 이런 환자들은 양쪽 모두 손상된 경우와 질병의 원인이 되는 유전자 돌연변이가 다른 경우가 많습니다. 전기생리학적 검사를 통해 운동신경만 손상된 경우, 감각신경만 손상된 경우 그리고 두 종류의 신경이 모두 손상된 경우를 먼저 구별하면 샤르코-마리-투스병의 모든 관련 유전자에 대한 검사를 진행하기보다 각각의 유형에 해당하는 샤르코-마리-투스병 관련 유전자에 초점을 맞추어 검사할 수 있습니다.

신경전도 검사

신경전도 검사는 신경이 얼마나 빨리 근육에 전기신호를 전달하는지를 계산합니다. 신경전도 속도는 테이프나 특수접착제로 피부에 붙이는 패치형 전극을 사용해 측정합니다. 경미한 전기 자극을 생성하는 전극을 분석할 신경 위에 놓고, 근육 수축을 측정할 전극은 해당 신경으로부터 신호를 전달받는 근육 위에 놓습니다. 그리고 간단한 전기적 펄스가 신경에 주어지고, 전기적 펄스가 전달되어 근육이 수축하기까지의 시간이 기록됩니다. 전기 자극 후 근육이 반응하는 데 걸리는 시간을 측정하고 이를 공식에 대입하면 신경전도 속도를 계산할 수 있습니다.

신경전도 검사를 통해서 질병이 운동신경에만 발생했는지, 감각신경에만 발생했는지 혹은 운동신경과 감각신경에 모두 발생했는지의 여부, 신경이 정상 전도 속도로 신호를 전달하는지 비정상적으로 느려진 전도 속도로 신호를 전달하는지의 여부, 전도 속도가 느려졌다면 모든 신경의 전 구간에서 느려졌는지 아니면 특정 부위에서만 느려졌는지의 여부, 운동신경 혹은 감각신경의 신경섬유 손상 여부를 검사할 수 있습니다.

신경전도 검사에서 얻을 수 있는 가장 중요한 정보는 운동신경 및 감각신경의 전도 속도와 반응의 전위 및 형태입니다. 결과의 판독은 전도 속도를 반응에 따른 전위와 비교하여 이루어집니다. 신경전도 검사 후, 의사는 증상이 나타난 부위에서 운동신경이 정상적으로 작동하지 않는지를 확인하고, 이러한 비정상적 양상이 아직 증상으로 나타나지 않은 부위를 찾아내기 위해 근전도 검사를 시행할 수 있습니다.

신경전도 속도는 추운 온도에서 느려지기 때문에 팔다리를 따뜻한 상태로 유지하는 것이 중요하므로 검사자는 환자의 손과 발을 따뜻한 물에 담그거나 데운 수건 및 기타 온열 기구를 사용할 수 있습니다.

운동신경전도 검사

운동신경전도 검사는 신경 위에 위치한 표면탐침을 통해 신경을 전기적으로 자극하면서 시작됩니다. 자극을 주기 위하여 짧은 순간에 극소량의 전류를 흘려보내는데, 최고의 운동 반응이 얻어질 때까지 자극의 세기를 증가시킵니다. 반응은 접착 패드로 붙인 두 개의 전극을 통해 기록되는데, 한 개는 근육의 가운데 부분에 위치하고 다른 하나는 인대에서 2-3cm 떨어진 곳에 위치합니다. 자극이 조금 불편하게 느껴질 수 있으며 자극의 세기는 정전기 정도에서 약한 전기쇼크 강도까지 다양합니다. 불쾌한 느낌은 1초도 가지 않으며 통증도 남지 않습니다. 자극 정도는 피부 아래로 신경이 얼마나 깊게 위치했는가와 신경의

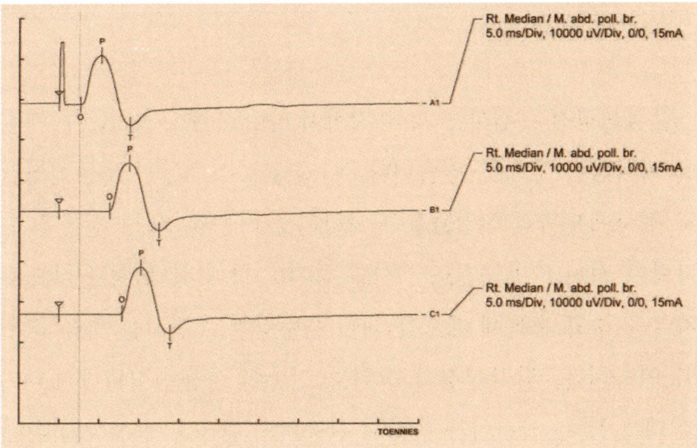

그림 9. 운동신경전도 검사 결과.

흥분도에 따라 달라집니다. 안타깝게도 어떤 샤르코-마리-투스병 유형의 환자들은 흥분도가 낮아 더 센 강도의 자극이 주어지게 되며, 좀 더 불쾌한 느낌이 들 수도 있습니다.

운동신경전도 검사에서는 신경의 두 부분을 자극합니다. 보통 다리를 검사할 때는 발목과 무릎 부위를 자극하고 팔을 검사할 때는 손목과 팔꿈치 근처를 자극합니다. 신경에 따라 세 군데를 자극해야 하는 경우도 있습니다. 근위부 자극에서 얻은 잠복기(자극에서 반응까지 걸리는 시간)로부터 원위부 자극에서 얻은 잠복기를 빼고 이러한 잠복기의 차이를 두 자극 지점의 거리로 나누면 신경전도 속도를 구할 수 있습니다.

감각신경전도 검사

감각신경전도 검사는 자극 지점이 하나일 수도 있고, 두 지점을 자극하는 검사도 있습니다. 어떤 검사실에서는 운동신경전도 검사에서처럼 신경들을 자극하기도 하는데, 원형 전극을 손가락에 걸어 역방향전도 검사를 하기도 합니다. 원형 전극으로 자극을 주고 손목에 패드를 대어 순방향전도 검사를 하는 경우도 있습니다. 감각신경의 전위는 진폭이 운동신경의 1/1,000로 매우 낮아 기저치와 무작위 활동치의 반응을 관찰하기 위해 최소한 다섯 번 정도 자극하여 평균을 구하는 것이 필요합니다. 이러한 경우에는 보통 열 번 이하의 자극 검사가 필요하며 그 이상을 자극하기도 합니다. 자극의 강도는 보통 운동신경에서보다 크지 않기 때문에 불편함을 느끼는 정도가 다소 덜합니다.

환자가 팔다리에 힘을 빼고 편안하게 호흡할 때 감각신경전도 검사를 받기 쉽습니다. 보통 아주 낮은 자극에서 시작하고, 자극을 주기 전에 미리 말해 줍니다. 검사는 환자에게 전혀 위험하지 않으며 불쾌감도 1초를 넘지 않습니다. 신경전도 검사에 걸리는 시간은 검사하는 신경의 수에 따라 달라지지만 보통 30분에서 1시간 정도 됩니다. 각각의 운동신경 및 감각신경을 검사하는 데 10분 정도가 소요되는데 대부분은 전극을 붙이고 거리를 측정하며 반응을 유발하는 데 걸리는 시간입니다. 실제

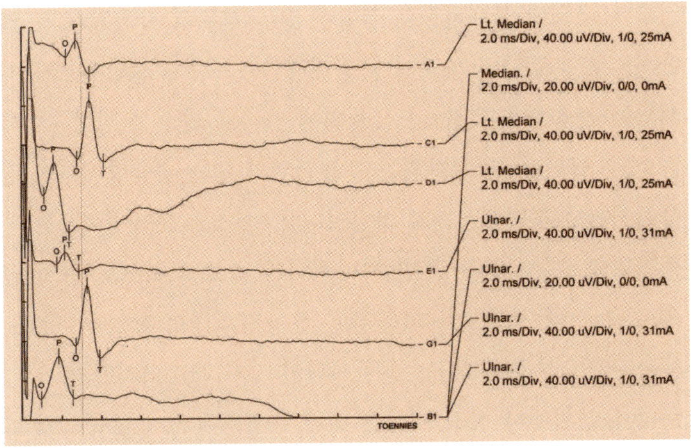

그림 10. 감각신경전도 검사 결과.

로 자극을 주는 시간은 그중 아주 잠깐입니다. 그러나 반응이 정상 범위 밖인 경우에는 검사 시간이 더 길어질 수 있습니다.

근전도 검사

전기생리학적 검사의 두 번째는 바늘을 사용하는 근전도 검사입니다. 근전도 검사는 샤르코-마리-투스병을 진단하는 중요한 검사 방법 중의 하나입니다. 진료실에서, 특히 신경과 의사에 의해 수행되고, 검사하는 근육의 수에 따라 30분에서 한 시간 정도 소요됩니다. 근전도 검사는 근육의 신경 지배가 소실된 경우나 근육에 일차적으로 질병이 있는 경우에 시행됩니다. 일반적으로 운동단위(하나의 운동신경섬유와 운동신경세포가 지배하는 근육섬유 그룹)는 근육병에서 작고 만성 신경병증에서는 매우 큽니다. 활성화되는 운동단위의 수는 근육병에서는 정상이지만 신경병에서는 비정상입니다. 이것은 근육병에서는 운동단위의 수는 정상이지만 하나하나가 작고 약하므로 강한 근육 수축 시에 정상보다 더욱 많은 운동단위들의 활성을 필요로 하는 반면, 신경병에서는 운동단위의 수가 감소되지만 남아 있는 운동단위들이 신경 지배를 잃은 운동섬유까지 담당하기 때문에 각 운동단위가 정상보다 크다는 것을 의미합니다.

대부분의 환자들이 이 검사를 가장 무서워하는데, 사실 경험한 많은 환자들은 오히려 신경전도속도 검사보다 덜 불편하다고 하기도 합니다. 하지만 바늘을 무서워하는 사람들은 검사가 힘들 수도 있습니다. 바늘을 사용하는 근전도 검사가 항상 필요한 것은 아니지만 어떤 상황에서는 신경병과 근육병을 구별하고 손상 근육을 찾을 수 있는 유일한 방법이 될 경우도 있습니다. 따라서 이러한 경우에는 근전도 검사를 하는 것은 필요합니다. 근전도 검사는 운동신경섬유의 소실 정도 및 소실 분포를 보여줍니다. 그리고 근력의 저하가 근육병에 의한 것인지 혹은 신경병에 의한 것인지를 결정하게 됩니다.

환자는 컴퓨터처럼 생긴 근전도 검사기 옆에 있는 검사대에 높습니다. 그리고 힘을 주지 않은 편안한 상태의 근육에 가느다란 바늘을 꽂고 안쪽으로 집어넣어 근육의 활동을 기록합니다. 이후에 환자는 근육을 움직여보라는 의사의 요청을 받게 되고, 전기적 활동을 검사하게 됩니다. 근육 활동의 소리는 근전도 검사기에 의해 증폭되는데, 라디오 잡음과 비슷합니다. 근육의 전기적 활동은 근전도 검사기 스크린에 나타납니다. 전기적 신호의 크기, 간격, 빈도가 근육이나 근육으로 오는 신경에 손상이 있는지 확인하는 데 도움이 됩니다. 일반적으로 의사들은 한쪽 팔이나 다리에서 다섯 혹은 여섯 개의 근육들을 검사하고 그 후 다른 쪽 팔이나 다리를 검사합니다. 바늘이 들어갈 때에는 통증이 있기 때문에 어떤 의사들은 그들의 환자에게 검사 전 진통제를 복용할 것을 권하기도 합니다.

바늘을 사용한 근전도 검사는 매우 안전하다고 알려져 있습니다. 의사는 바늘을 다루는 과정에서 전염성 질병에 노출되는 사고를 방지하기 위해 장갑을 착용할 수 있습니다. 바늘은 매우 가늘고 날카로워 혈액을 채취할 때의 주사기보다 불쾌감이나 통증이 훨씬 덜합니다. 항응고제를 복용하는 환자라면 바늘을 삽입할 때 너무 깊이 찌르거나 피부 아래 깊은 근육에 삽입하지 않아야 하지만 일반적으로 얕은 쪽 근육을 검사하는 데는 아무런 문제가 없습니다. 항응고제를 투여 중인 환자에게 검사를 시행해도 좋을지에 관해서는 의사와 상의한 후 결정하면 됩니다.

검사는 근육에 바늘을 삽입한 후 최저 자극으로 최대 작용을 일으키면서 쉬고 있는 근육의 전기 전위를 측정하는 것입니다. 의사들은 화면에서 지나가는 전위를 관찰하고 전위에서 만들어지는 소리를 듣습니다. 일반적으로 바늘이 근육에 삽입되어 있는 시간은 3분 이내입니다. 근육의 특정 부위가 통증에 민감할 수도 있지만 보통 바늘이 삽입되어 있을 때는 아프지 않습니다. 의사는 이러한 부위를 구별하여 바늘을 움직입니다. 이때 피가 아주 조금 나게 되고, 간혹 거무스름하거나 푸르스름하게 되기도 합니다. 피가 나더라도 매우 간단하게 지혈되며, 환자가 항응고제를 투여 중이거나 아스피린을 먹고 있는 경우에도 간단하게 지혈됩니다.

근전도 검사에서는 전극에 붙어 있는 바늘을 검사할 근육의 안으로 삽입합니다. 전극은 와이어로 기록 장치와 연결됩니다. 처음에는 쉬고 있는 근육의 전기적 활동을 기록하고 그런 다음 검사 중인 근육을 수축해 보라고 하면서 검사를 진행하는데, 이 움직임에서 생성되는 전기적 활동이 기록됩니다. 근육을 수축시키면 오실로스코프(oscilloscope)나 비디오 모니터에 부드러운 파도 모양의 곡선 형태가 나타납니다. 한 부위의 특정 근육을 검사한 후에는 의사가 근육의 다른 부위, 혹은 전기적 활동을 검사할 다른 근육으로 바늘을 이동합니다.

어린이들의 전기생리학적 검사

어린이들이라고 해서 전기생리학적 검사를 시행할 때 어떤 위험에 노출될 수 있는 것은 아닙니다. 신생아나 모든 연령의 어린 아이들에게도 시행할 수 있습니다. 어떤 아이는 일련의 검사 과정을 무서워하기도 하지만 대체로 진정되며 최소한 하나의 운동신경전도를 검사할 수 있게 해 줍니다. 영아의 경우는 아이를 붙들고 검사하는 것이 유일한 방법입니다. 이 경우에는 부모가 검사 과정을 이해할 수 있도록 사전에 설명하는 것이 필요합니다. 어느 정도 나이가 있는 어린이가 진정되지 않는 경우에도 활동을 억제하는 것을 고려할 수 있지만, 이런 방법으로 검사할지에 대한 여부를 미리 상의해야 됩니다. 검사 시 아이가 우는 경우는 흔하지 않지만, 울게 되더라도 부모는 이런 상황에 대비하면서 가능한 한 검사를 빨리 끝내도록 하는 것이 좋다는 것을 이해해야 합니다. 부모가 같이 있지 않을 때 어린이를 진정시키기가 더 쉬운 경우가 많아 의사는 보호자를 검사실 밖에 있도록 하기도 합니다.

전기생리학적 검사와 샤르코-마리-투스병의 분류

샤르코-마리-투스병을 진단하는 데 있어 가장 중요한 점 중 하나는 가족력의 유형이 CMT1형 혹은 CMT2형인지를 아는 것입니다. CMT1형은 일차적으로 수초 및 수초 형성 슈반세포에 손상을 주는 유전자의 돌연변이가 원인이 됩니다. 수초는 축삭의 절연체 역할을 하며 신경이 전기 신호를 빠르게 전달할 수 있도록 합니다. CMT2형은 유전자 돌연변이에 의해 축삭이 손상됩니다.

샤르코-마리-투스병에서는 신경전도 속도가 심하게 느려집니다. 예를 들어 정상적인 팔의 신경전도 속도는 50m/s 이상이지만 CMT1형 환자에서는 38m/s 이하로 저하되며 보통 20-30m/s 범위이고 증상이 심한 몇몇 CMT1형에서는 5m/s 이하로 느려지기도 합니다. 그러나 CMT2형은 보통 40m/s 이상으로 CMT1형보다 훨씬 신경전도 속도가 빠릅니다. 30-40m/s의 전도 속도를 보이는 경우는 CMT 중간형으로 불립니다. 여기에 속하는 대부분의 가족들은 수초 생산과 관련 있는 유전자에 돌연변이가 있어 질병이 발생하지만, 이 돌연변이들은 신경전도 속도에 미치는 영향이 낮습니다. 성인기에 발병하는 가장 흔한 CMT 중간형의 유형은 GJB1(gap junction binding protein beta 1, Cx32로도 불린다) 유전자에 돌연변이가 있는 CMTX1과 MPZ 유전자에 돌연변이가 있는 CMT1B이며, 많은 경우 중간 범위의 신경전도 속도를 보입니다. 흥미롭게도 특정 돌연변이에 의해 어린 나이에 발병하는 CMT1B는 10m/s 이하의 매우 낮은 전도 속도를 나타냅니다. CMT 중간형 중 MPZ 유전자가 관련된 경우는 돌연변이의 종류에 따라 임상 양상과 전기 생리학적 특징이 전혀 다를 수 있습니다.

전기생리학적 검사의 결과들은 샤르코-마리-투스병의 여러 유형 구분에도 도움이 됩니다. 신경전도 속도가 저하되는 패턴의 상이함은 다른 질병임을 가리키는데, 예를 들어 가장 흔한 샤르코-마리-투스병 유형으로 PMP22 유전자의 중복변이가 원인인 CMT1A는 모든 신경에서 20-25m/s의 전도 속도를 보여 균일한 감소를 나타내고, 반대로 CMTX1은 신경에 따라 균일하지 않은 감소를 보입니다.

여러 샤르코-마리-투스병 유형에서 유전자 돌연변이를 가지고 있어도 전기생리학적 검사는 아직 증상이 나타나지 않은 무증상인 경우까지 판별할 수 있습니다. 특히 하나의 운동신경에 대한 신경전도 검사 결과로 어린이나 어른의 질병 유무를 판단할 수 있는 CMT1A의 진단에 매우 유용합니다.

전기생리학적 검사 결과를 보면, 증상의 심한 정도가 신경전도 속도 저하보다는 얼마나 많은 신경섬유들이 기능을 하고 있는지와 연관되어 있음을 알 수 있습니다. 반응에 따른 전위는 신경섬유의 손실 정도를 가리키는 가장 좋은 척도 중 하나가 됩니다. 전위가 낮을수록 기능하는 신경섬유가 적은 것입니다. 기능하고 있는 신경섬유의 수를 검사하기 위해서는 운동단위 검사(MUNE)처럼 운동단위의 수를 측정하는 새로운 기술이 사용됩니다.

3-2 신경조직 검사

수초화 축삭의 구조

신경조직을 통해 현미경으로 직접 신경의 손상을 확인할 수 있습니다. 증상에 따라 생검할 부위를 결정하는데, 주로 감각신경을 검사합니다. 대개 장딴지 신경(sural nerve, 다리의 측면에 위치하는 신경으로 무릎 아래에서 시작되어 발의 옆쪽까지 닿아 있다)을 검사하며, 마취 후 길이 2-4cm 정도를 잘라 광학현미경 및 전자현미경으로 관찰하고 신경갈래 검사를 통한 분석을 합니다.

성숙한 말초신경계에서 수초를 구성하는 슈반세포는 대부분의 축삭 주변에 직경 1마이크로 혹은 그 이상의 수초(말이집)를 형성합니다. 골격근육을 지배하는 운동세포축삭과 감각세포축삭 일부가 수초화됩니다. 한 덩어리의 수초는 세포막이 층층으로 둘러싸인 형태를 하고 있으며 치밀수초로 불립니다. 슈반세포의 세포막은 그 자체로도 매우 특수한데, 다른 세포막들에 비해 지질의 함유율이 높으며 포함 지질(갈락토세레브로시드[galactocerebroside], 설파티드[sulfatide])과 단백질(myelin protein zero [P0], peripheral myelin protein 22 kDa [PMP22], myelin basic protein [MBP])들도 다른 대부분의 세포막들에서 발견되지 않는 특수한 것들입니다. P0 단백질은 세포막을 붙들어 주는 분자 수준의 풀 역할을 하기 때문에 P0를 생산하는 MPZ 유전자에 돌연변이가 있을 경우 축삭이 탈수초 되는 것은 놀라운 일이 아닙니다. PMP22의 기능은 아직 정확하게 알려져 있지 않지만 PMP22 양의 유지가 수초의 안정화에 매우 중요해서 양이 50%로 줄면 압박마비취약유전신경병증(hereditary neuropathy with liability to pressure palsies, HNPP)이 유발되고 150%로 증가하면 CMT1A의 원인이 됩니다.

수초의 다른 부분인 비치밀수초는 또 다른 특수한 분자적 구조를 가집니다. 비치밀수초는 수초의 측면 가장자리에서 발견됩니다. 비치밀수초에는 세포막 사이사이에 특수한 연접을 형성하는 분자들이 존재합니다. 간극연접은 작은 분자들이 확산되고 이온들이 수초를 직접적으로 가로지르는 통로인데, 2개의 나란한 반쪽 채널, 즉 6개의 코넥신(connexin) 분자들로 구성됩니다. 여러 종류의 코넥신 중 간극연접 단백질인 코넥신32를 만드는 GJB1 유전자에 돌연변이가 생기면 X염색체와 연관되

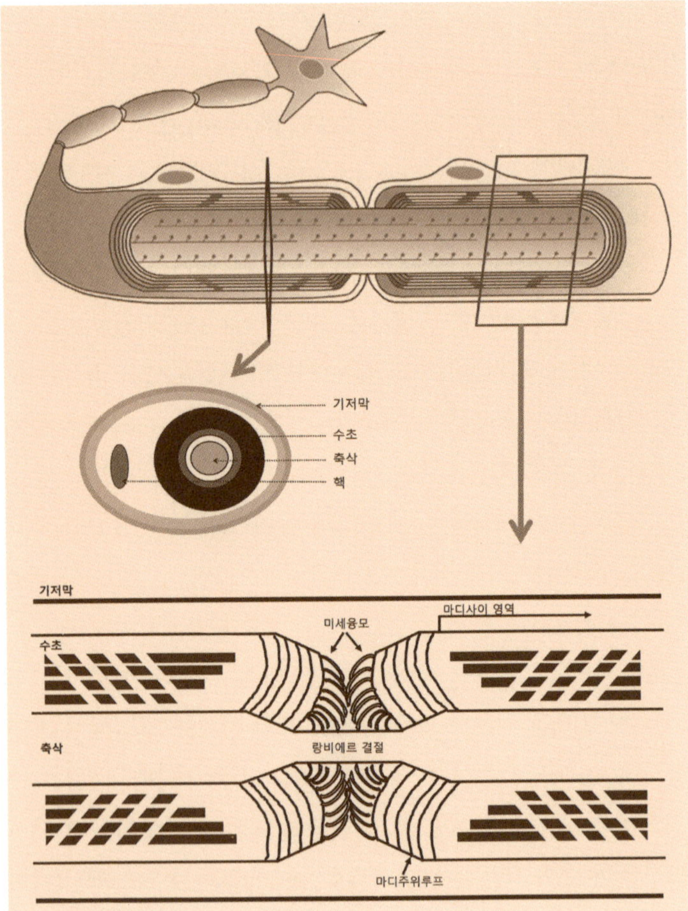

그림 11. 신경세포와 이를 가로로 절단했을 때의 모양(위 왼쪽)과 세로로 절단했을 때의 모양(위 오른쪽) 및 확대했을 때의 모양(아래).

는 CMTX1이 유발되는데, 이는 변이 단백질이 수초에서 정상적인 간극연접을 구성할 수 없기 때문일 것으로 생각됩니다.

수초화 이상과 수초탈락 신경병증

수초화되는 수초는 발달 단계 동안 순차적으로 형성됩니다. 각 슈반세포는 축삭의 한 구획을 둘러싼 후 세포막으로 시트를 만들어 계속해서 축삭을 돌돌 말아 여러 층의 수초를 구성하게 됩니다. 초기 수초의 길이는 약 50마이크론입니다. 각각의 축삭은 그 길이에 부합하면서 수초화되고 세포체 중 그 부위가 자라면서 수초도 연장됩니다. 크기가 가장 커질 축삭은 먼저 수초화되고 제일 작은 축삭은 가장 나중에 수초화됩니다. 이런 발달상의 진행으로 인해 결과적으로 수초화된 축삭의 절간(internode)은 비슷한 길이를 가지게 되며 절간 길이는 축삭의 직경과 눈에 띄게 상관관계가 있습니다. 또한 수초와 축삭은 각각 축삭의 직경에 대한 고려를 배제한 전체 직경의 40%와 60%를 차지하는데, 어떤 이유에서든 수초가 손상되면 탈수초화된 절간은 전형적으로 재수초화됩니다. 정상 신경에서는 수초의 회전율이 짧으므로 비정상적으로 가느다란 수초와 비정상적으로 짧은 절간이 관찰된다면 수초탈락 신경병증의 진단에 중요한 병리학적 소견이 됩니다.

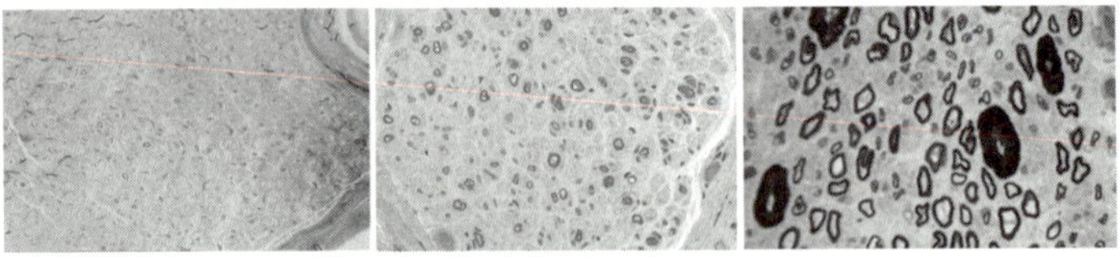

그림 12. 수초 손상을 보이는 환자의 신경조직 소견. 왼쪽 2개 사진은 CMT1A 환자의 양파망울 구조를 보여주고 있고 오른쪽 사진은 HNPP 환자의 수초가 굵어진 토마쿨라(tomacula) 소견을 보여주고 있습니다.

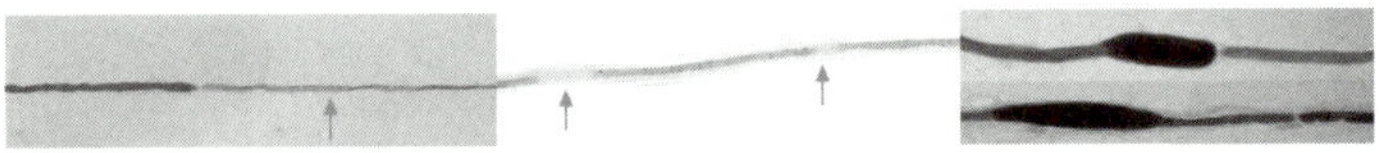

그림 13. 수초 갈래 검사. 왼쪽 2개 사진의 화살표 부분은 수초가 가늘어지거나 없어진 소견이고 오른쪽 사진은 수초가 굵어진 토마쿨라 소견입니다.

대부분의 보통염색체 우성(CMT1A-CMT1D) 및 보통염색체 열성(CMT4B-CMT4F) 유전되는 수초탈락 신경병증에서는 반복적인 탈수초화와 재수초화의 증거가 나타납니다. 데저린-소타스 증후군과 선천성저수초증신경병증(congenital hypomyelination neuropathy, CHN)으로 알려진 심한 증상의 샤르코-마리-투스병 유형에서는 이러한 탈수초화/재수초화 병리 소견이 아주 심하게 나타납니다. 이 유형의 신경병증들에서는 탈수초화가 진행되는 중에 분화되어 살아남은 슈반세포가 재수초화 절간을 둘러싸면서 양파망울 구조(onion bulb formation)를 형성합니다. 반면 CMTX1과 CMT4A에서는 탈수초화/재수초화가 두드러지지 않으며 CMT4A는 수초탈락 신경병증이 아닐 가능성도 있습니다. 탈수초화/재수초화는 수초탈락 신경병증 이외에 몇몇 보통염색체 우성 증후군(SOX10유전자 돌연변이에 의한 증후군 등)과 보통염색체 열성 증후군(이염색백색질형성장애, 공세포백색질형성장애[크랩병] 등)에서도 나타납니다.

탈수초화/재수초화는 비정상적 소견인 동시에 이들의 비율이 신경병증의 심한 정도와도 연관됩니다. 수초화된 축삭이 적고 가느다란 수초가 많으며 전도 속도가 느려지면 신경병증이 심한 것입니다. 탈수초화된 축삭들은 가늘게 보일 수도 있으며 이것은 신경미세섬유의 탈인산화 및 축삭 내 밀집된 축적과 관련이 있습니다. 수초탈락 신경병증 중 압박마비취약유전신경병증(HNPP)에서는 수초가 두꺼워지는 특징적인 병리 소견이 발견되고, CMT1B에서는 느슨해진 수초가 관찰되기도 하며, CMT4B1과 CMT4B2에서는 수초가 접힌 모양을 보이고 이염색백색질형성장애 및 공세포백색질형성장애에서는 슈반세포에 당지질이 분해되지 않은 채 축적되기도 합니다. 유전성 수초탈락 신경병증이라도 임상적 기능 장애의 세포 단위 원인은 탈수초가 아니라 축삭의 손상입니다. CMT1A를 예로 들면, 같은 환자를 장기간 관찰했을 때 신경전도 속도는 수년 후 특별히 더 감소되지 않았지만 축삭 손상은 계속 진행되었습니다. 그러므로 축삭 소실을 막는 것이 샤르코-마리-투스병 치료에 대하여 타당하고 적합한 목표가 될 수 있을 것입니다.

축삭 이상과 축삭 신경병증

신경병증을 유발하게 되는 말초신경계 신경세포의 선택적 취약성은 축삭 자체입니다. 축삭의 길이가 길기 때문에 이들은 몸에서 가장 긴 세포를 형성하며 이 축삭 부위가 선택적으로 취약합니다. 축삭은 신경미세섬유와 미세관으로 구성된 특이한 세포 골격을 가집니다. 신경미세섬유는 중사슬, 중간사슬, 경사슬로 불리는 세 가지 단위로 구성되어 신경세포의 골격을 형성하는 중요한 신경 매개 미세섬유입니다. 경사슬 단위를 만드는 NEFL 유전자에 우성 유전되는 돌연변이가 생기면 유전성 축삭 신경병증인 CMT2E가 유발됩니다. 축삭은 단백질 합성이 풍족하지 않기 때문에 세포체에서 생산한 후 축삭을 따라 이동시키게 됩니다. 축삭 내 이동의 원동력은 미세관에 의해 활성화된 ATP(세포가 에너지원으로 사용하는 물질) 생산 효소 키네신이며, 미세관을 통로로 사용하는 분자 수준의 모터로서 여러 종류의 키네신들이 각각 다른 종류의 단백질들을 이동시킵니다. 축삭은 미토콘드리아가 매우 풍부하여 ATP의 근원지일 것으로 생각됩니다.

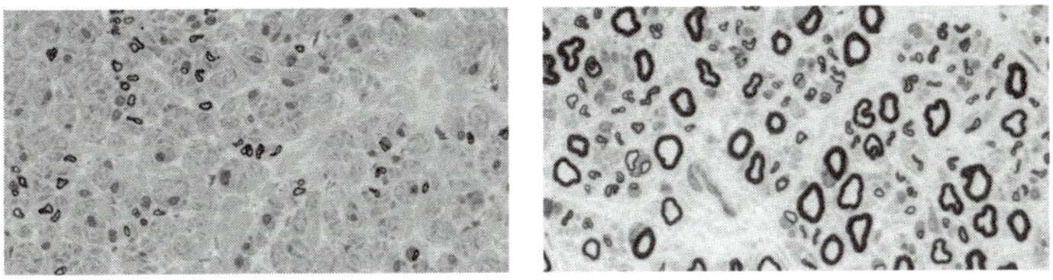

그림 14. 축삭 손상을 보이는 환자의 신경조직 소견. 왼쪽은 오른쪽에 비하여 축삭의 수가 현저히 감소된 것을 알 수 있습니다.

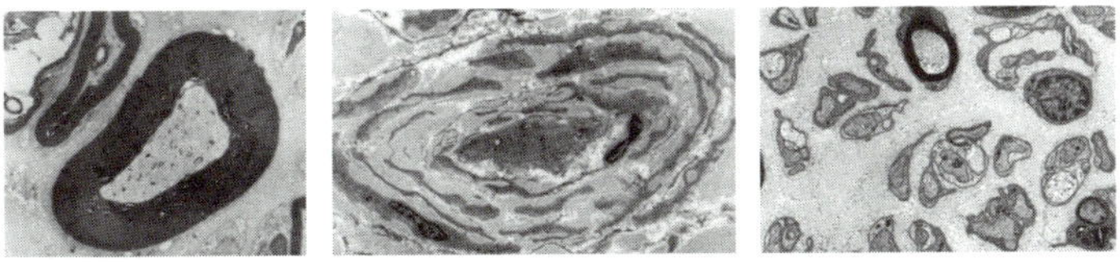

그림 15. 신경조직의 전자현미경 사진. 왼쪽 사진에서 수초의 두께가 다른 것을 알 수 있고 가운데는 수초의 양파망울 형성을 보여줍니다. 오른쪽은 축삭 손상으로 수가 감소하고 모양이 변형된 것입니다.

CMT2형 환자의 장딴지 신경 조직 검사를 시행하면 넓게 수초화된 축삭의 수가 적고 재생 축삭의 군집이 형성되어 있으며 양파망울 유사 구조는 거의 없는 것을 관찰할 수 있습니다. 축삭의 손상은 느리고 진행성이어서 신경 조직 검사 시 활발하게 손상이 진행 중인 축삭을 발견하기는 어렵습니다. 수초화 축삭은 어떤 축삭과도 연결되지 않은 슈반세포 쪽으로 이동하는데 시간이 지나 이러한 현상을 볼 수 없더라도 신경은 세포가 줄고 콜라겐이 많아진 상태로 남아 있게 됩니다.

많은 축삭들은 수초화되지 않습니다. 비수초화 축삭들은 수초화된 축삭보다 크기가 작고 대체로 수초화되지 않는 슈반세포 한 개가 여러 축삭들을 둘러싸게 됩니다. 통각 정보를 전달하는 신경세포를 포함한 많은 감각신경세포들과 각종 분비기관 및 평활근육 활동을 지배하는 자율신경세포들이 비수초화 축삭을 가지고 있습니다. 작은섬유신경병증이라는 용어는 비수초화 축삭들이 선택적으로 손상되는 신경병증을 가리킵니다. 페브리병 같은 약간의 예외적인 경우를 제외하고는 이런 신경병증들은 유전성이 아니라 후천적입니다. 어떤 유전성 감각/자율신경 신경병증에서는 선천적으로 세포체가 소실되어 비수초화 축삭이 현저하게 손상될 수도 있습니다.

신경조직 검사 진단 시 주의할 점

전신 혹은 국소적 신경병증이 중첩될 수 있는 병발성 이상(어떤 병이 발생하여 다른 병의 코스를 변경시키면서 일어나는 의학적 문제)이나 의학적 간섭(약물 치료, 수술 등)을 배제하는 것은 샤르코-마리-투스병의 정확한 진단에 매우 중요합니다. 병발성 요인으로는 당뇨, 갑상선 기능 저하, 비타민 결핍, 손목굴증후군 등이 있고, 샤르코-마리-투스병 환자들에게 의학적 이상을 일으킬 수 있는 간섭 요인으로는 수술 시의 팔다리 고정이나 신경독성 약물 등이 있습니다. 예를 들어, 플래티넘 화합물이나 빈크리스틴 같은 약물이 CMT 환자에게 투여되면 심각한 독성 신경병증을 일으킬 수 있으므로 진단 시에 주의를 요합니다.

3-3 유전자 검사

유전자

유전자는 핵산(deoxyribonucleic acid, DNA)으로 구성되어 유전 정보를 선대에서 자손으로 전달하는 몸의 청사진과 같은 기능을 하는 물질입니다. 이들은 각 세포에서 중앙의 염색체(chromosome, 세포분열 시 핵 속에 나타나는 굵은 실타래나 막대 모양의 구조물로 유전 물질을 담고 있다)라고 불리는 구조물이나 핵(nucleus) 내에 존재하고 있습니다. 각 염색체에 위치한 유전자들의 염기서열(유전자를 결정하는 염기 A, C, G, T 들을 순서대로 붙여 놓은 것)은 이들 염색체를 가진 세포들에게 어떻게 성장하고 조절될지에 대한 명령 세트를 제공합니다. 아기는 태어날 때 각 부모로부터 이러한 명령 세트를 하나씩 물려받아 한 쌍을 가지고 있게 됩니다.

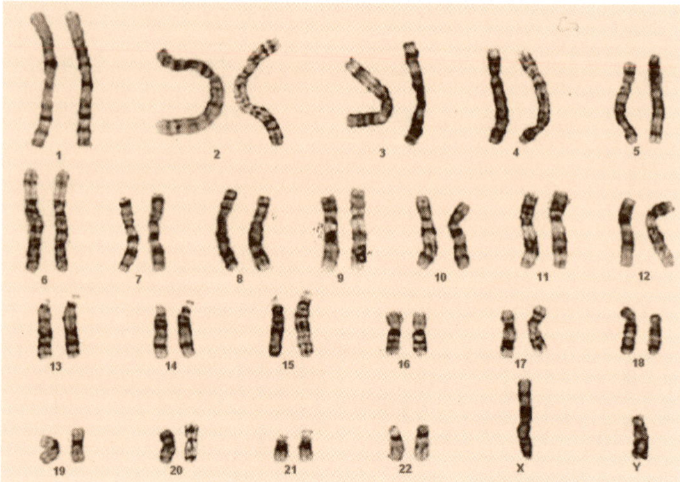

그림 16. 정상인의 염색체. 22개의 염색체가 쌍을 이루고 있고 이와 함께, 자손의 성별을 결정하는 성염색체인 X 혹은 Y 염색체가 있으므로 세포 내에 모두 46개의 염색체를 가지고 있습니다. 따라서 22쌍의 보통 염색체와 함께 여자는 XX, 남자는 XY 염색체를 가지고 있습니다.

유전자들은 염색체를 구성하며 대부분의 사람들은 자손의 성별을 결정하는 성세포가 23개의 염색체를 가진 것을 제외하고는 각 세포 내에 46개의 염색체를 가지고 있습니다.

대부분 세포의 46개 염색체 중 23개는 어머니에게서 오고 나머지 23개는 아버지로부터 물려받습니다. 각 염색체 상의 유전자들 또한 어머니에게서 받은 유전자와 아버지에게서 받은 유전자가 만나서 한 쌍을 이루어 존재합니다. 성염색체인 마지막 염색체 쌍은 여자의 경우 두 개의 X 염색체를, 남자의 경우 하

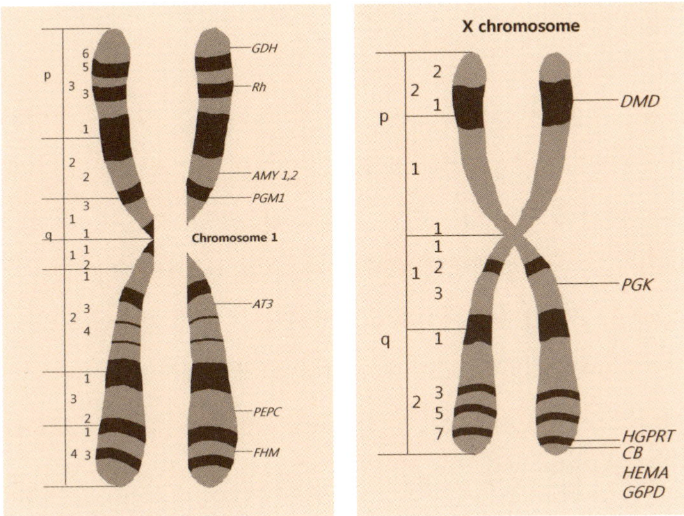

그림 17. 보통염색체인 1번 염색체와 성염색체인 X 염색체의 모식도. 'p'라는 짧은 팔과, 'q'라는 긴 팔로 구성됩니다.

나의 X 염색체와 하나의 Y 염색체를 가집니다. 어머니와 아버지에게서 X 염색체를 하나씩 물려받으면 여자가 되고 어머니로부터 X 염색체를, 아버지로부터 Y 염색체를 물려받으면 남자가 되는 것입니다. DNA는 유전자를 이루는 블록이며 A, C, G, T의 알파벳으로 표현되는 네 종류의 염기로 이루어져 있습니다. 각각의 염색체는 'p'라고 불리는 짧은 팔과 'q'라고 불리는 긴 팔로 구성되어 있습니다. 염색체는 여러 부분으로 되어 있으며 각각의 부분에는 번호가 매겨집니다.

돌연변이

유전자 또는 염색체가 손상되었을 때 생기는 변화를 돌연변이라고 합니다. 염색체는 책장처럼 구성된 구조물과 같고, 유전자는 책장에 꽂혀 있는 많은 책들과 같습니다. DNA는 하나하나의 철자로서 함께 조합되어 책에 의미를 부여합니다. 그러나 책에 오타가 있거나 페이지가 빠졌거나 더 많이 있다면 책의 내용이 변하게 됩니다. 유전자의 DNA 상에 존재하는 돌연변이는 책의 오타에 해당합니다. 유전자라는 '책' 속에 생기는 모든 돌연변이는 부적절한 방식의 기능을 유발할 수 있습니다. 어머니나 아버지로부터 자녀에게 전달되는 염색체 및 유전자 세트의 한 부분에 돌연변이가 있었다면 이는 아이들에게 유전될 수 있습니다.

유전자는 몸의 구성과 외양 및 기능을 조절하는 물질로 유전자에 내재된 명령은 몸에서 필요한 단백질을 생산하기 위해 필요합니다. 대부분 쌍으로 존재하며 각 쌍 중 하나의 유전자는 어머니의 난자에서, 다른 하나는 아버지의 정자에서 물려받는데, 10만 개의 유전자 쌍 중 간혹 하나에서 돌연변이가 발생할 수 있습니다. 돌연변이가 생긴 유전자는 별 문제를 일으키지 않을 수도 있지만 몸의 해당 부위가 제대로 기능하지 못하게 될 수 있으며, 이 경우 샤르코-마리-투스병과 같은 유전 질병을 유

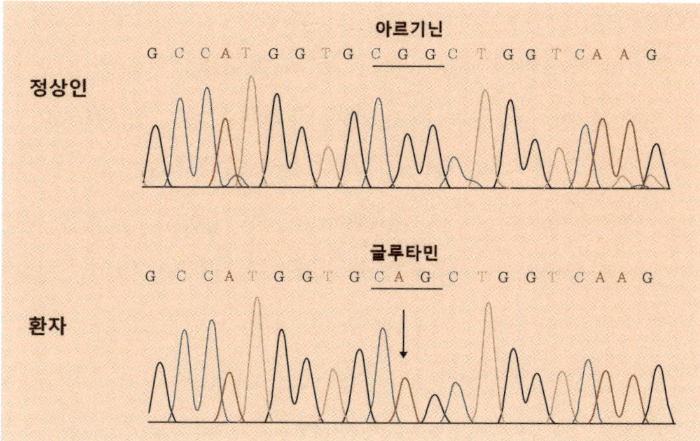

그림 18. 과오돌연변이(missense mutation). DNA 염기인 G가 A로 바뀌어서 아미노산인 아르기닌이 글루타민으로 바뀝니다.

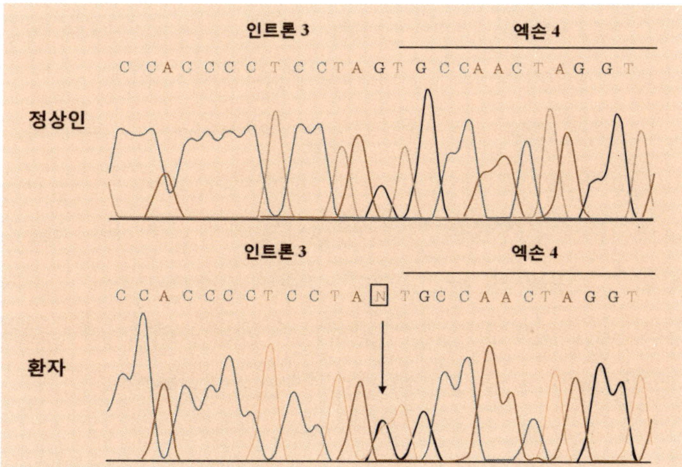

그림 19. 프레임시프트 돌연변이(frameshift mutation). DNA 염기인 T가 없어지면서 그 뒤로 만들어지는 아미노산을 바꿔 놓는 돌연변이.

발할 수 있습니다.

유전자 돌연변이는 보통 부모 중 한 명에게서 물려받으며, 여러 세대를 거치는 동안 가족 내에 존재했을 수도 있습니다. 어떤 경우는 유전자 변이가 본인에서 처음 발생하기도 하는데, 이를 '새로운 돌연변이(de novo mutation)'라고 합니다. 이런 새로운 돌연변이는 부모에게서 물려받은 것은 아니지만 남자든 여자든 본인에서부터 자손에게 대물림될 수 있습니다.

여러 종류의 돌연변이들은 다양한 샤르코-마리-투스병을 유발합니다. 하나의 염기에만 영향을 미치는 변이를 '점돌연변이(point mutation)'라고 부릅니다. 다른 유형의 변이들에는 없어야 할 염기들이 끼어든 '삽입', 일정 부분의 염기들이 빠져버린 '결손(deletion)' 그리고 하나의 유전자 전체가 두 번 이상 중복 존재하는 '중복(duplication)' 등이 있습니다.

유전자가 같은 증상이나 질병을 유발하더라도 가족에 따라 여러 가지의 다른 돌연변이들이 존재합니다. 그러나 같은 가족 내에서는 동일한 돌연변이만 발견되고 이 같은 현상은 샤르코-마리-투스병에서도 발견됩니다. 아주 드물게 한 환자에서 두 가지 샤르코-마리-투스병을 유발하는 두 개의 돌연변이가 동시에 발견된 예가 있었지만 일반적인 경우는 아닙니다.

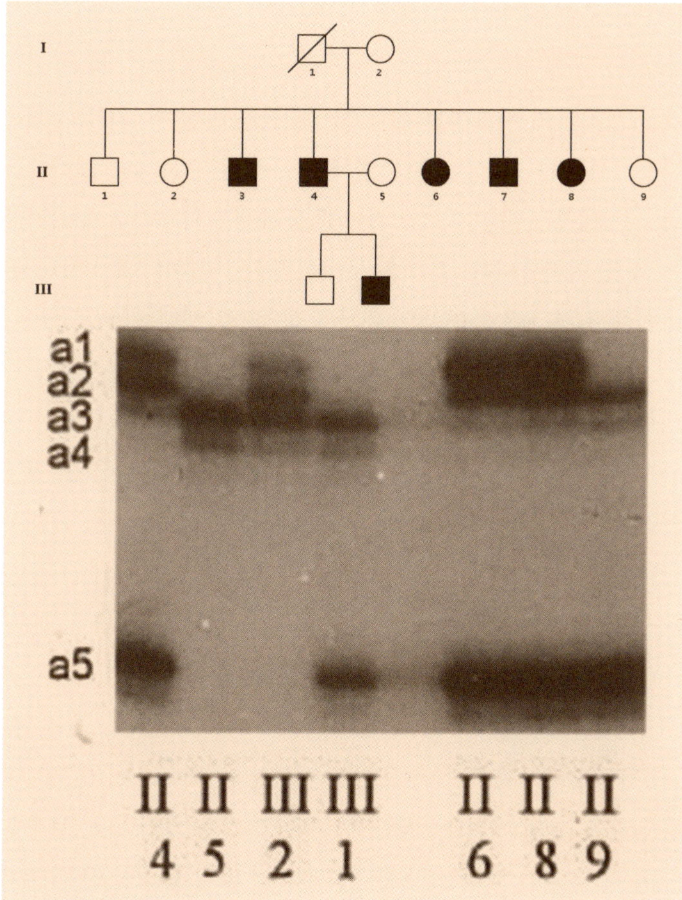

그림 20. 유전자 검사의 예. 아들(III-2)은 아버지(II-4)에게서 a1,a2 어머니(II-5)에게서 a3 밴드를 받아서 중복변이 환자임을 알 수 있습니다.

유전 양상

샤르코-마리-투스병을 유발하는 유전자 돌연변이가 유전되는 가장 보편적인 양상은 보통염색체 우성입니다. 보통염색체는 남자든 여자든 유전자 돌연변이를 물려받을 가능성이 동일하다는 것을 의미합니다. 우성은 무작위적으로 어머니에서 하나 아버지에서 하나씩 물려받은 유전자 한 쌍 중 하나에만 돌연변이가 있어도 샤르코-마리-투스병이 발생할 위험도가 높아짐을 의미합니다. 어떤 질환이나 유전 형질은 우성인 것보다 열성인 유전자에 의해 결정되는데, 이 열성 유전자의 질환이나 유전 형질이 전달되기 위해서는 한 쌍의 유전자 모두 돌연변이를 가져야 합니다.

보통염색체 우성

CMT1형과 CMT2형을 포함한 대부분의 샤르코-마리-투스병 유형들은 보통염색체(상염색체) 우성 양상을 가집니다. 보통염색체 우성 유전 질환은 양쪽 부모로부터 각각 물려받은 한 쌍의 유전자 중 어느 한쪽이라도 질병 유전자를 포함하고 있으면 그 유전자가 정상 유전자에 대해 우세하게 작용하여 질병이 나타나게 됩니다. 부모의 보통염색체 우성 유전자는 자녀에게 유전

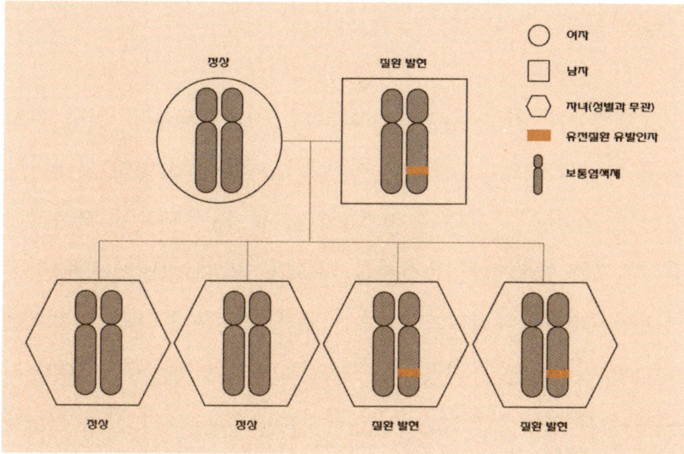

그림 21. 보통염색체 우성 유전.

될 확률이 남녀에 상관없이 50%입니다. 유전자를 물려받은 자녀는 부모와 비슷한 징후를 보이는데 부모에 비해 더 심하거나 덜 심하게 나타납니다. 이 같은 성질을 이질적 발현이라고 하며 보통 염색체 우성 질병에서 흔히 볼 수 있습니다. 반면 부모로부터 돌연변이 유전자를 물려받지 않은 자녀는 샤르코-마리-투스병이 유발되지 않으며, 자손에게 유전되지도 않습니다.

보통염색체 열성

보통염색체 열성 유전병은 아버지, 어머니로부터 질병 유전자를 하나씩 물려받았을 때 생깁니다. 이는 아버지와 어머니로부터 물려받은 각각의 유전자들이 모두 비정상적인 것이어서 한 쌍 모두 돌연변이 유전자를 가지게 될 때 질병이 발현됨을 의미합니다. 하나의 유전자는 정상이고 다른 하나의 유전자에서는 돌연변이를 가진 환자는 보인자(숨겨져 있어서 나타나지 않는 유전 형질을 지니고 있는 사람)입니다. 보인자는 샤르코-마리-투스병 해당 증상이나 특징을 보이지 않습니다. 부모가 모

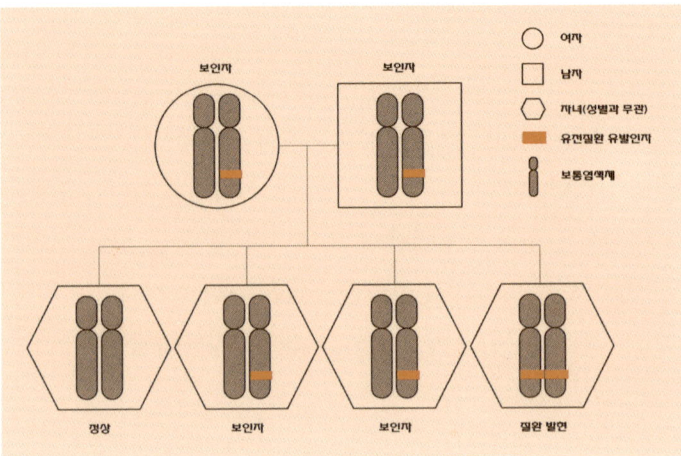

그림 22. 보통염색체 열성 유전.

두 보인자인 경우라면 매 임신 시 25%의 확률로 보통염색체 열성 유전되는 질병이 자녀에게 유전될 수 있습니다.

보통염색체 열성 샤르코-마리-투스병의 유전 형질을 가진 사람은 본인의 각 자녀에게 자신의 유전자 중 하나를 물려주게 됩니다. 이 환자의 배우자가 샤르코-마리-투스병 보인자가 아니라면 자녀들에서 질병이 유발되지 않지만 보인자는 될 수 있습니다. 아주 드물게 배우자가 보인자인 경우는 50%의 확률로 자녀에서 샤르코-마리-투스병이 발현됩니다. 샤르코-마리-투스병 중 CMT4형의 아형들은 보통염색체 열성으로 유전됩니다.

X-염색체 관련 우성

남성은 XY, 여성은 XX로 한 쌍의 성염색체를 가집니다. X 연관 유전은 X 염색체에 존재하는 유전자의 단일 돌연변이에 의하여 발생합니다. 남자는 X 염색체가 하나이므로, 질환을 일으키는 인자를 가진 X 염색체를 가지게 되면 반드시 질병이 나타납니다. 부모 중 어머니가 질병 인자를 포함한 X 염색체를 가진 보인자라면 50%의 아들에게서 질환이 나타나며, 딸의 50%도 보인자가 됩니다. 반면 아버지가 질병 인자를 지닌 X 염색체를 가진 경우 아버지는 그 질환의 증상을 보이며, 이 남성의 딸은 모두 보인자가 되고, 아들은 모두 정상입니다.

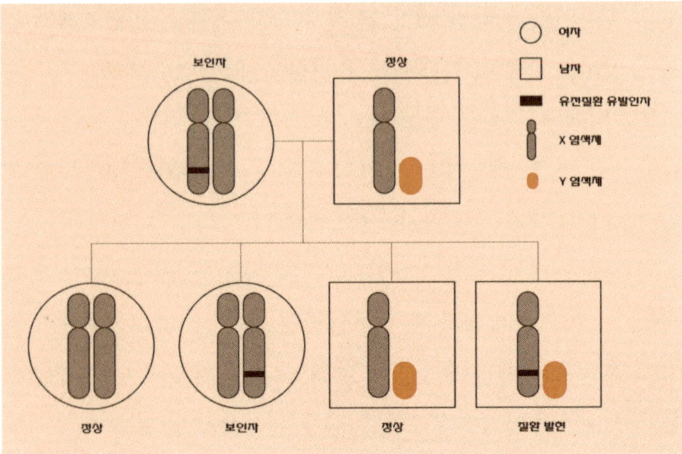

그림 23. X-염색체 우성 유전.

CMTX1을 유발하는 유전자는 GJB1이라는 X 염색체에 존재하는 유전자입니다. 여자는 자신의 X 염색체 두 개 중 하나를 딸이나 아들에게 물려줍니다. 여자 CMTX1 환자가 자신의 GJB1 유전자 중 하나에 돌연변이를 가지고 있으면 딸이나 아들이 돌연변이가 있는 GJB1 유전자를 물려받을 확률은 50%입니다. 아들이 물려받게 되면 결국 질병이 유발되지만 딸이 물려받게 되면 확실한 증상을 보일 수도 있고 그렇지 않을 수도 있습니다. 남자의 경우 딸에게는 자신의 X 염색체만 물려주고 아들에게는 Y 염색체만 물려주므로 CMTX1 가족에서 아버지가 환자라면 아들에게는 유전되지 않지만 딸들에게는 모두 유전됩니다. 아들은 본인에게도 변이 유전자가 내려오지 않고 이후 자녀들에게 대물림되지도 않습니다. 환자인 딸은 증상이 확실히 보일 수도 있고 그렇지 않을 수도 있지만 어쨌든 변이 유전자를 자녀들에게 물려줄 가능성을 가집니다.

CMTX형 가족에서 남자 환자들은 보통 여자 환자들보다 좀 더 눈에 띄는 증상을 보입니다. 여자들도 남자들과 동일한 가능성으로 변이 유전자를 가질 수 있지만, 사실 GJB1 돌연변이를 가진 여자들은 알아차리기 힘들 정도로 매우 경증인 증상을 보일 수 있습니다. 이런 다양성의 일부는 여성에서의 '무작위적 X 불활성화' 현상에 따른 것일 수 있습니다. 이는 X 염색체쌍 중 하나가 무작위적으로 '꺼지는' 발달의 초기 단계 현상입니다. 만약 GJB1 유전자 돌연변이를 가진 X 염색체가 말초신경계를 구성할 세포에서 더욱 빈번하게 불활성화된다면 이 여자 환자는 좀 더 형질(유전자 활동에 의해 생긴 모양이나 속성)이 가벼울 수 있고, 반대로 GJB1 유전자 돌연변이를 가진 X 염색체가 '켜져 있는' 상태로 좀 더 빈번하게 남아 있으면 이 여자 환자는 형질이 좀 더 두드러질 수 있습니다. 여자 환자의 샤르코-마리-투스병 증상에 관여하는 다른 인자들이 더 있을 것으로 생각됩니다.

X-염색체 관련 열성

성염색체 열성 유전 양상에서는 어머니가 가진 두 개의 X 염색체 중 하나에 유전자 돌연변이가 존재하고, 이것이 아들에게 전달될 때 질병이 발생됩니다. 어머니가 하나의 X 염색체에 돌연변이를 가진 유전자를 포함할 경우 아들이 환자가 될 가능성은 50%입니다. 딸도 어머니로부터 유전자 돌연변이를 물려받을 가능성이 50%이지만, 딸에서는 질환이 발생하지 않고 보인자가 됩니다. 그러므로 다음 세대에서 환자인 아들이 태어날 확률이 25%, 보인자인 딸이 태어날 확률이 25%가 됩니다. 아버지의 X 염색체는 딸에게만 내려가기 때문에, 아버지에게 성염색체 열성 유전 양상의 유전자 돌연변이가 있을 경우, 이 유전자 돌연변이는 딸에게만 전달됩니다. 그러나 이 경우에도 딸에게서는 질병이 발생하지 않으므로 결국 성염색체 열성으로 유전되는 질병은 남자에게서만 발생합니다.

샤르코-마리-투스병과 유전자 검사

샤르코-마리-투스병은 단일 유전자 돌연변이에 의해 발병하며, 증상의 정도는 차이가 있지만 발병 여부는 멘델의 유전 법칙에 매우 충실합니다. 또한 유전적 결함과 발병이 직접적으로 연관되어 유전자 검사 결과는 단순한 경향성이나 발병의 가능성 제시가 아닌 확진의 의미를 가지게 됩니다. 많은 환자들에게 정확한 유전자 검사 진단법을 시행하고 있으며, 샤르코-마리-투스병의 위험 인자를 가지게 될 사람을 예측하는 것도 가능합니다. 또한 질병의 예상되는 미래 경과인 예후 및 치료 가능성에 대해 환자들에게 말해 줄 수도 있습니다. 그리고 착상전 진단법 등을 통하여 샤르코-마리-투스병이 다음 세대에 전달되지 않도록 단절시킬 수 있다면 결국 샤르코-마리-투스병의 일부를 치료할 수 있게 된 것으로 볼 수도 있습니다. 그러므로 샤르코-마리-투스병을 유발하는 유전자 돌연변이와 그 발병 기전을 이해하는 것은 단순히 진단만을 위해서가 아니라 치료적 접근을 위해서도 필요하다고 할 수 있습니다.

유전자 검사에서 돌연변이가 발견되면 세부 분류까지 진단할 수 있습니다. 유전자 검사는 혈액으로부터 DNA를 분리하여 유전자 돌연변이를 검사하는 것입니다. 이 검사를 통해 원인 질병 유전자 DNA의 중복 또는 결실, 그리고 돌연변이를 확인할 수 있습니다.

샤르코-마리-투스병에서 유전자 검사의 역할

유전자 검사는 유전신경병 표현형에 대해 의심되는 경우 필수적이며 샤르코-마리-투스병의 정확한 진단 및 분류를 위해서 유전자 검사가 반드시 시행되어야 합니다.

샤르코-마리-투스병의 증상은 원인 유전자에 따라 비교적 뚜렷한 표현형을 보이지만 같은 유전자 이상을 가진 동일한 가족 내에서도 표현형의 이질성으로 서로의 증상이 많이 다를 수 있습니다. 그러므로 유전자 검사를 계획할 때는 모든 신경병증 표현형에 대해 고려할 필요가 있습니다. 샤르코-마리-투스병의 진단에서는 항상 포괄적인 가족력을 유도해 내야 합니다. 많은 경우의 샤르코-마리-투스병 환자들이 새로운 돌연변이를 가지고 있기 때문에 신경병증의 가족력이 없을 수 있습니다. 또한 다양한 유전자 돌연변이가 유사한 표현형을 유발할 수 있고(유전적 이질성) 다양한 표현형이 같은 유전형에서 유발될 수 있습니다(표현적 이질성). 일차 유전자 검사는 임상 양상, 유전 양상 및 전기생리학적 양상을 지표로 해야 하고, PMP22 중복 및 결실, GJB1 및 MFN2 유전자같이 가장 빈도 높은 유전자 이상에 초점을 맞추어야 합니다.

유전자 검사는 과연 얼마나 정확할까?

샤르코-마리-투스병의 표현형은 다양한 유전자에서 돌연변이들이 규명되어 이 중 여러 개는 상용화된 유전자 검사를 통해 밝혀낼 수 있습니다. 여러 연구들에서는 유전자 검사가 확립된 병원성 돌연변이 진단에 높은 특이성과 민감도를 보여주었습니다.

어떤 환자에서 샤르코-마리-투스병을 선별해야 하는가?

유전자 검사를 통해 다발신경병증의 가족력을 가졌거나 가지지 않아 선별된 전형적 샤르코-마리-투스병 표현형의 환자들에서 다양한 돌연변이의 빈도를 조사했을 때 이들 환자들에서 유전자 검사의 산출도는 비교적 높았습니다.

탈수초성 신경병증을 가진 CMT1형의 빈도가 가장 높아 약 70%의 환자들에서 PMP22 유전자의 중복변이가 발견되었습니다. CMT1A는 CMT1형 중 가장 흔한 유형으로 76-90%를 차지하는데, 유전말초신경병증이 의심되는 환자 코호트에서 산출도가 25-59% 뿐이었던 것과 비교하여 CMT1A 중복변이 검사를 임상 가능 CMT1형 환자로 제한했을 때의 산출도는 54-80%였습니다.

축삭형 신경병증을 가진 CMT2형은 MFN2 돌연변이들이 원인인 경우가 가장 흔하며 전체의 약 33%를 차지합니다. MFN2 돌연변이는 CMT1형에서는 발견되지 않았습니다.

GJB1 돌연변이들이 우선적으로 탈수초성 혹은 축삭형 표현형을 보이고 전체 샤르코-마리-투스병의 12% 정도를 차지하는

CMTX형을 유발한다고 보고되었습니다. 만약 가계도 정보가 없어 유전 양상이 보통염색체 우성인지 X-연관인지 확인할 수 없다면 우선적 수초탈락 신경병증과 우선적 축삭 신경병증 모두의 감별진단에 GJB1 돌연변이 검사가 사용되게 됩니다. 평균 돌연변이 빈도를 확인한 결과, 샤르코-마리-투스병 환자들 중 PMP22 점돌연변이가 2.5%, MPZ 돌연변이가 5%였습니다. 다른 유전자에 의해 유발되는 샤르코-마리-투스병은 그 빈도가 훨씬 낮습니다.

유전 양상, 전기생리학적 검사 결과 및 특이 돌연변이의 관계를 고려할 때, 유전신경병증의 가능성이 있는 환자들에서 유전자 검사를 시행하는 경우에는 순차적 진단을 따를 때 효용이 증진될 수 있습니다. 첫 번째, 신경병증 유형이 우선적 탈수초성인지 우선적 축삭형인지 결정하기 위해 전기생리학적 검사 결과를 포함한 임상적 분류가 수행되어야 합니다. 전기생리학적 검사 결과는 간혹 어린이들에게서 확실하지 않은 경우가 있기 때문에, 어떤 의사들은 증상을 나타내는 어린이들에게 샤르코-마리-투스병이 의심되는 경우 바로 유전자 검사 진행을 결정할 수도 있습니다. 두 번째, 유전 양상이 확인되어야 합니다. 이 정보에 기초하여 가장 적합한 유전자들의 검사가 수행될 수 있습니다.

유전자 검사의 시행

원인 유전자나 관련 돌연변이들이 밝혀지면 연구자들은 샤르코-마리-투스병의 위험성이 있거나 환자일 것으로 생각되는 사람들에게 해당 유전자 검사를 시행하는 방법을 개발할 수 있습니다. 유전자 검사는 특정 진단을 내리거나 확정하는 데 도움이 되는 방법이기도 하고, 다른 가족 구성원들의 질문에 답할 수 있는 근거를 제공하기도 합니다. 유전자 검사를 받는 과정은 매우 복잡할 수 있습니다. 샤르코-마리-투스병 유전자들은 종류가 다양하고 돌연변이도 많기 때문에 가족 내에서 어떤 유전자가 원인이 되었을지 판단하는 것이 매우 중요합니다. 증상이 뚜렷한 첫 환자에게서 검사하는 것이 가장 이상적입니다. 샤르코-마리-투스병 원인 돌연변이가 발견되면 진단이 확정되고 다른 가족들이 같은 유전자 돌연변이를 검사받을 수 있게 됩니다. 돌연변이가 발견되지 않는다면, 이는 환자에게 샤르코-마리-투스병이 없는 것이거나 샤르코-마리-투스병이 있지만 그 가족의 돌연변이가 아직 규명되지 않은 것입니다. 이 경우에는 다른 가족 구성원들이 유전자 검사의 혜택을 받기 어렵습니다. 유전학적 연구의 지속적 발전이 진행되면서부터 샤르코-마리-투스병 환우협회나 유전 상담 및 검사가 가능한 병원과의 접촉을 유지하여 샤르코-마리-투스병 유전자 검사 관련 정보를 얻는 것이 매우 중요해졌습니다.

사람들이 유전자 검사를 시행하는 이유는 여러 가지가 있습니다. 중요한 한 가지는 진단을 확정하기 위한 것입니다. 샤르코-마리-투스병과 유사한 증상은 다른 신경계 질병들에서도 나타날 수 있기 때문에 의사들은 간혹 진단을 확정할 수 없는 경우도 있습니다. 유전자 검사가 양성이라면 정확한 진단이 확정되어 의사가 환자들의 질문에 더욱 적절하게 대답하고 적합한 처치와 관리 방법을 선택할 수 있습니다. 안타깝게도 현재 샤르코-마리-투스병을 완치시킬 수 있는 방법은 없으며 진단이 된 이후의 진행을 완전히 막는 것도 어렵습니다. 그러나 임상 시험이 진행 중인 샤르코-마리-투스병 유형도 있으며 앞으로도 계속해서 샤르코-마리-투스병 유형에 적합한 다양한 치료법이 나오게 될 것입니다. 또한 가족 중 한 사람에게서 유전학적 진단이 나오면 다른 구성원들이 가질 수 있는 질문에 답할 수 있습니다. 그들의 의학적 증상을 설명하는 데 도움이 되고, 자신들에게 샤르코-마리-투스병이 발병할 가능성 및 자녀들에게 물려줄 확률에 대한 정보를 제공할 수 있습니다. 또한 어떤 가족 구성원에게는 임신 중인 아기가 샤르코-마리-투스병을 가지게 될지를 알아보기 위한 산전 진단을 선택할 수 있게 합니다. 마지막으로 어떤 환자들은 샤르코-마리-투스병 질병 자체에 대한 의사 및 과학자들의 이해를 돕고 관련 학문의 발달을 위해 유전자 검사를 선택하기도 합니다.

유전자 검사가 질병에 관한 여러 의문점들을 해결해 주기는 하지만 그 결과는 환자의 삶에 있어 다른 영역에 여러 문제를 유발할 수 있습니다. 유전자 검사 결과를 볼 수 있는 권한이 누구에게 있으며 결과가 어떻게 사용되는지에 대한 문제도 발생합니다. 유전자 검사 결과에 의해 보험 가입이 거부되기도 하고, 직장을 잃기도 하며, 입양이 취소되기도 합니다. 이는 특정 유전병을 유발하는 유전자가 발견되었지만 아직 아무런 증상이 없는 사람들을 매우 당황스럽게 만듭니다. 다른 임상 검사와 달리 유전자 검사 결과는 해당 진단에 대해 알고 싶어 할 수도 있고 알고 싶어 하지 않을 수도 있는 다른 가족 구성원들에게까지 중대한 영향을 주게 됩니다. 유전자 검사의 결정은 어디까지나 이러한 찬반 양론을 숙지한 본인에 의해 이루어지는 것입니다. 그렇기 때문에 유전자 검사에 있어 유전 상담이 그 역할을 다해야 합니다.

샤르코-마리-투스병의 가족력이 있는 사람들은 그들이 샤르코-마리-투스병에 연관되는 유전자 돌연변이를 가지고 있는지 확인하기 위해 혈액을 채취하여 특별한 연구실로 보내는데, 이곳에서 혈액의 DNA를 추출합니다. 특수한 검사 기법에 의해 유전자가 복제되고 검사됩니다. 검사 중 한 가지는 시료를 겔에 전기 영동하여 시리즈로 나타나는 띠들을 형성시키는 것입니다. 만약 유전적 변화가 있으면 해당 유전자에 유전적 변화가 없는 정상인 사람들과 비교해 봤을 때 띠들이 다른 위치에서 나타납니다. 다른 방법으로는 염기서열 분석이 있으며, 1차 검사나 검사 결과를 확인하기 위한 방법으로 사용할 수 있습니다. 염기서열 분석에서는 더욱 정밀한 체계로 DNA를 보일 수 있어 변화의 확인이 가능합니다. 이 검사는 완료되는 데 2-3개월이 소요됩니다. 양성 결과는 해당 개인이 샤르코-마리-투스병의 어떤 유형에 연관되는 변이를 가진 것이 확인된 것입니다. 그러나 결과가 음성이라고 해서 관련 유전자를 가지고 있지 않다는 것을 의미하지는 않습니다. 이는 검사한 유전자 돌연변이가 없다는 것만을 의미합니다. 아직 원인 유전자가 밝혀지지 않은 여러 유형의 샤르코-마리-투스병이 있습니다.

샤르코-마리-투스병의 분류 및 원인 유전자

샤르코-마리-투스병은 사람에게 가장 흔한 유전병인 동시에 유전적 이질성이 가장 높은 질병 중 하나이기도 합니다. 이 질환은 보통염색체 우성 유전 방식을 가지면서 수초가 없어지는 탈수초성 CMT1형과 보통염색체 우성 유전을 하면서 신경세포의 축삭이 손상되는 축삭형 CMT2형, 보통염색체 열성 유전을 하는 CMT4형, 그리고 성염색체 관련 유전을 하는 CMTX형 등

표 1. 유전자 변이에 따른 샤르코-마리-투스병의 분류

표현형	원인 유전자	유전자 위치	유전 양상	질병 유발 단백질
샤르코-마리-투스 1형(CMT1형)				
CMT1A	PMP-22	17p11.2-p12	AD	Peripheral myelin protein 22
CMT1B	MPZ/P0	1q22	AD	Myelin protein zero
CMT1C	LITAF/SIMPLE	16p13	AD	Lipopolysaccharide-induced tumor necrosis factor-alpha factor
CMT1D	EGR2/Krox20	10q21-22	AD	Early growth response 2
CMT1F	NEFL	8q21	AD	Neurofilament
샤르코-마리-투스 2형(CMT2형)				
CMT2A	MFN2	1p33-p36	AD	Mitofusin 2
	KIF1B	1p33-p36	AD	Kinesin family member 1B
CMT2B	RAB7	3q13-q22	AD	Member RAS oncogene family
CMT2C	TRPV4	12q23-q24	AD	TRP superfamily of cation channels
CMT2D	GARS	7p15	AD	Glycyl-tRNA synthetase
CMT2E	NEFL	8p21	AD	Neurofilament
CMT2F	HSPB1 (HSP27)	7q11-q21	AD	Heat shock protein 27
CMT2G	unknown	12q12-q13.3	AD	unknown
CMT2H/K	GDAP1	8q13-q21.1	AD	Ganglioside-induced differentiation-associated protein 1
DSS-EGR	EGR2	10q21-q22	AD	Early growth response 2
CMT3D or CMT4F	Periaxin	19q13.1-q13.2	AR	Periaxin
샤르코-마리-투스 4형(CMT4형)				
CMT4A	GDAP1	8q13-q21.1	AR	Ganglioside-induced differentiation-associated protein 1
CMT4B-1	MTMR2	11q22	AR	Myotubularin related protein 2
CMT4B-2	MTMR13/SBF2	11p15	AR	Myotubularin related protein 13
CMT4C	KIAA1985	5q23-q33	AR	SH3 domain and tetratricopeptide repeats 2
CMT4D (HSMN-Lom)	NDRG1	8q24.3	AR	N-myc downstream regulated 1
CMT4E	EGR2	10q 21.1-q22 17p	AR	Early growth response 2
CMT4F	Periaxin	19q13.1-q13.3	AR	Periaxin
CMT4G	unknown	10q23.2	AR	unknown

표현형	원인 유전자	유전자 위치	유전 양상	질병 유발 단백질
CMT4H	unknown	12p11.21	AR	unknown
CMT4J	FIG4	6q21	AR	FIG4 homolog
CMT2I/J	MPZ	1q22-q23	AD	Myelin protein zero
CMT2L	HSPB8/HSP22	12q24.3	AD	Heat shock protein 22
샤르코-마리-투스 3형(CMT3형)				
CMT3A	PMP-22	17p11.2-p12	AD	Peripheral myelin protein 22
CMT3B	MPZ	1q22-23	AD/AR	Myelin protein zero
CMT3C	unknown	8q23-q24	AD	unknown
CCFDN	CTDP1	18q23	AR	Carboxy-terminal domain, RNA polymerase II, polypeptide A phosphatase, subunit 1
CMT4C1 or ARCMT2B1	Lamin A/C	1q21.2-q21.3	AR	Lamin A/C
CMT4C2 or ARCMT2C	unknown	8q21.3	AR	unknown
CMT4C3 or ARCMT2B2	ARC 92/ACID1 (MED 25)	19q13.3	AR	ARC 92
CMT4C4 or ARCMT2K	GDAP1	8q13-q21.1	AR	Ganglioside-induced differentiation-associated protein 1
샤르코-마리-투스 5형(CMT5형)				
CMT5 with pyramidal features (HMSN V)	MFN2	1p36.2	AD	Mitofusin 2
샤르코-마리-투스 6형(CMT6형)				
CMT6 with optic atrophy (HMSN VI)	MFN2	1p36.2	AD	Mitofusin 2
샤르코-마리-투스 X형(CMTX형)				
CMTX1	GJB1	Xq13.1	AD	Gap junction beta 1, Connexin 32
CMTX2	unknown	Xq 22.2	AR	unknown
CMTX3	unknown	Xq26.3-q27.1	AR	unknown
CMTX4 Chowchock syndrome	unknown	X q24-q26.1	AR	unknown

표현형	원인 유전자	유전자 위치	유전 양상	질병 유발 단백질
CMTX5	PRPS1	Xq21.32–q24	AD/AR	Phosphoribosyl pyrophosphate synthetase
샤르코-마리-투스 중간형(CMT 중간형: Intermediate CMT, Int-CMT)				
DI-CMTA	unknown	10q24.1–q25.1	AD	unknown
DI-CMTB	Dynamin 2	19q12–q13.2	AD	Dynamin 2
DI-CMTC	YARS	1p34–p35	AD	Tyrosyl-tRNA synthetase
DI-CMTD	MPZ	1q22	AD	Myelin protein zero
샤르코-마리-투스 연관 말초신경병				
HNPP	PMP-22	17p11.2–p12	AD	Peripheral myelin protein 22
Neuropathy with hearing impairment	Connexin-31 (GJB3)	1p35.1		Connexin -31
Congenitsal hypomyelinating neuropathy	ARGHEF 10	8p23		ARGHEF 10
GAN (Giant axonal neuropathy)	Gigaxonin			Gigaxonin
유전운동신경병증(HMN, dHMN)				
Distal HMN I	unknown		AD	unknown
Distal HMN II	HSP22	12q24.3	AD	Heat shock protein 22
Distal HMN III	IGHMBP2	11q13	AR	Immunoglobulin ?-binding protein 2
Distal HMN IV	unknown	11q13	AR	unknown
Distal HMN V (HMN 5A)	GARS	7p15	AD	Glycyl-tRNA synthetase
Distal HMN V-Silver's syndrome (HMN 5B)		BSCL2, seipin	11q12.q14	AD Seipin
Distal HMN VI (SMARD1)	IGHMBP2	11q13.2–q13.4	AR	Immunoglobulin μ-binding protein 2
Distal HMN VII B	dynactin	2p13	AD	Dynactin
Distal HMN VII A	unknown	2q14	AD	unknown
X-linked distal HMN	unknown	Xq13–q21	AR	unknown

표현형	원인 유전자	유전자 위치	유전 양상	질병 유발 단백질
유전감각신경병증(HSN)				
HSN I	SPTLC1	9q22.1–q22.3	AD	Serine palmitoyltransferase, long chain base subunit 1
HSN 1B associated with cough and gastroe-sophageal reflux (GER)	unknown	3p22–p24	AD	unknown
HSN II	HSN 2	12p13.33	AR	Hereditary sensory neuropathy, type II
HSN III or Riley–Day syndrome	IKBKAP	9q31	AR	Inhibitor of kappa light polypeptide gene enhancer in B–cells, kinase complex–associated protein
HSN IV	TRKA/NGF (NTRK1)	1q21–q22	AR	Neurotrophic tyrosine kinase, receptor, type 1
HSN V	TRKA/NGF	1q21–q22	AR	Neurotrophic tyrosine kinase, receptor

으로 나누어집니다. 샤르코-마리-투스병 가족에 대한 정확한 정보를 파악하기 위해서는 CMT1형인지 CMT2형인지 알아야 하고 가족 내에서 질병이 유전되는 패턴을 잘 살펴보아야 합니다. 현재까지 40개 이상의 개별적 유전자 돌연변이들이 보통염색체 우성, X-염색체 연관 혹은 보통염색체 열성 양상으로 유전되면서 샤르코-마리-투스병을 유발한다는 것이 알려져 있습니다. 지금도 새로운 샤르코-마리-투스병 원인 유전자를 찾는 노력이 계속되고 있으므로 미래에는 샤르코-마리-투스병의 임상 양상과 상관되는 유전자들을 모두 밝혀내는 것도 꿈은 아닐 것입니다.

샤르코-마리-투스 1형(CMT1형, HMSN I)

샤르코-마리-투스병 중에서 보통염색체 우성 유전 양상으로 신경전도 검사 속도가 느려지는 수초탈락 신경병증을 의미하며 원인 유전자로 PMP22, MPZ, EGR2, LITAF, NEFL 등이 알려져 있습니다.

CMT1A

CMT1A는 PMP22 유전자를 포함하는 염색체 17p11.2-p12의 140만 염기쌍이 중복되는 중복변이가 주된 원인이며(98%) 낮은 빈도(2%)로 PMP22 유전자의 점돌연변이가 나타납니다.

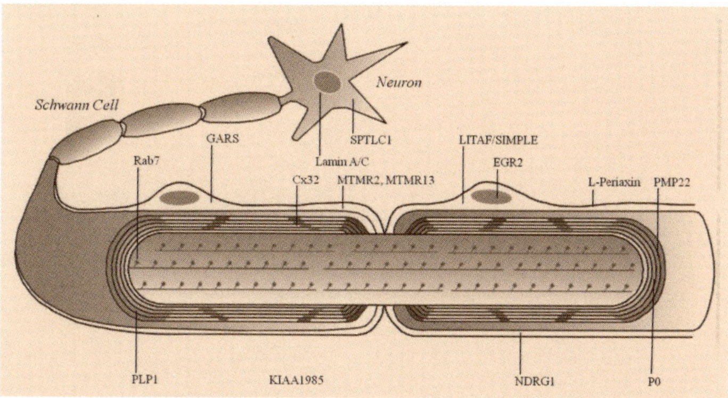

그림 24. 수초를 구성하는 단백질을 만드는 유전자 돌연변이에 의해 샤르코-마리-투스 1형(CMT1형)이 유발됩니다. 그림의 영문은 원인 유전자명을 나타낸 것입니다.

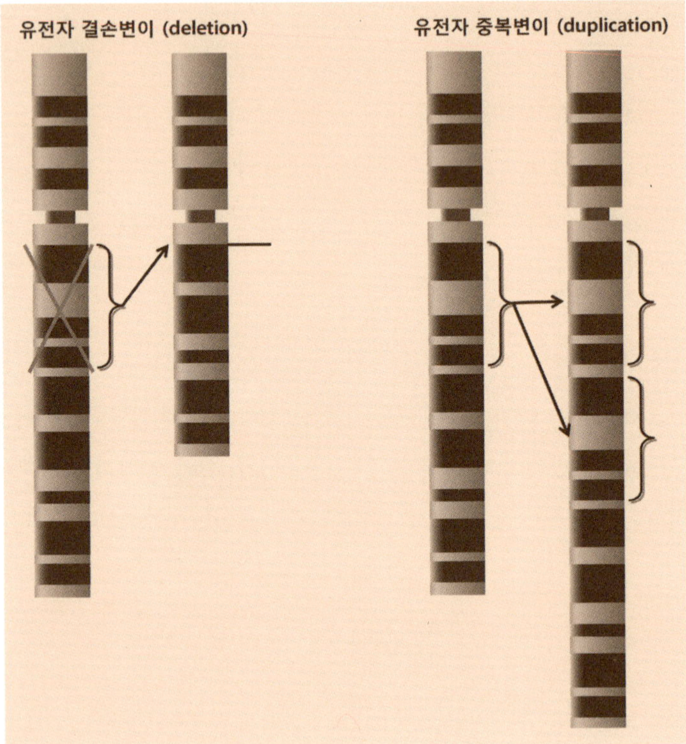

그림 25. 수초이상에 의한 CMT1형을 유발하는 유전자 결손변이와 중복변이. 유전자 결손변이는 HNPP를 중복변이는 CMT1A를 유발합니다.

PMP22 유전자의 중복으로 인해 mRNA(핵 안에 있는 DNA의 유전 정보를 세포질 안의 리보솜에 전달하는 RNA)의 양이 증가하게 되고, 이로 인해 구조적으로 불안정한 수초를 만드는 것이 CMT1A 발병 기전으로 알려져 있습니다. 흥미롭게도 같은 부위에 중복변이 대신 결손변이가 일어나면 압박마비취약유전신경병증이라는 유전신경병증을 유발합니다. 새로운 돌연변이도 환자의 1/5에서 나타나며 PMP22 단백질은 수초화, 세포 성장 및 발달 조절에 중요한 역할을 수행합니다. 증가된 PMP22 유전자량은 다른 막 구성물들의 세포 내 분해에 영향을 미칠 수 있습니다.

CMT1A는 일반적으로 유년기의 이른 발병 시기, 전형적 CMT 표현형, 그리고 대부분에서 경증인 질병 진행을 특징으로 합니다. 환자는 10대 이전에 주로 발병하며 하체의 근위축과 근력 약화 및 감각 소실을 보이는데, 점점 진행되면 상지 원위부 근육들의 위축과 근력 약화를 보이게 됩니다. 심부건반사(deep tendon reflex:근육 힘줄이 외부의 충격으로 자극을 받으면 힘줄의 수용기가 자극되고 이러한 자극이 말초신경을 통해 척수로 전해지고 다시 운동신경섬유를 통해 근육이 수축되는 반사작용)는 대개 저하되거나 소실됩니다. 그러나 질병의 심한 정도는 매우 다양하며, 가족 내에서도 그렇습니다. CMT1A 환자의 약 25%에서 신경 비대가 관찰되고 청각신경 손상으로 인한 청

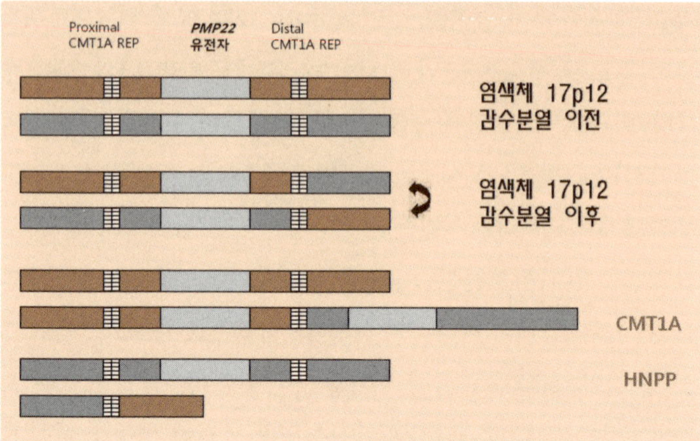

그림 26. CMT1A를 유발하는 중복돌연변이와 발병 기전의 모식도.

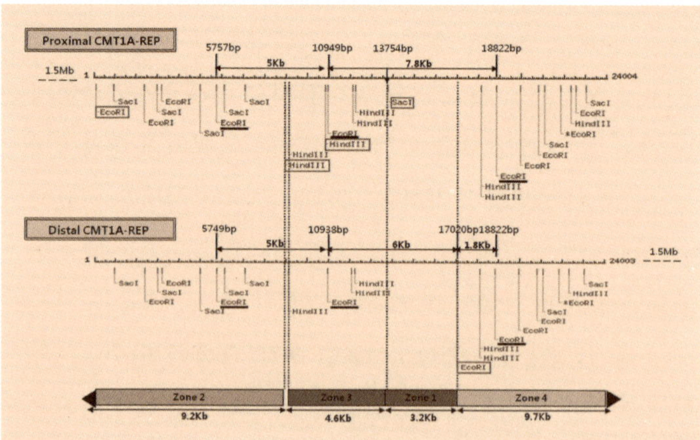

그림 27. 유전자의 중복변이를 발생시키는 부위를 확대한 것으로 4개의 구역(zone)으로 나누어질 수 있습니다.

력 감소도 5%에서 발견됩니다. 운동 및 감각신경전도 속도는 후천염증신경병증과 달리 전도차단 징후 없이 광범위한 양상으로 균일하게 급격히 느려집니다. 대부분의 CMT1A 환자에서 운동신경전도 속도는 15-30m/s 사이입니다. 초기에 운동신경전도 속도 감소가 있게 되고 3-5세 사이에 완전히 확립됩니다. CMT1A의 심한 정도는 복합근육활동전위 저하 및 감각신경활동전위 소실과 직접적으로 연관되지만 신경전도 속도의 감소와는 연관되지 않습니다. 운동신경전도 속도의 감소는 뇌신경(7번, 8번 뇌신경)에서도 발견될 수 있고 결절 및 파라노드와 이온채널 기능 이상의 결과로도 일어날 수 있습니다.

PMP22 유전자 돌연변이들은 신경전도 속도가 감소하는 CMT1형 대부분을 유발합니다. 그러나 어떤 돌연변이는 일차적으로 축삭형 임상 증상과 더불어 발견되어 CMT2형과 혼동되기도 합니다. 점돌연변이가 있는 환자들은 유전자의 중복이 있는 CMT1A의 환자들과 유사한 임상 증상을 보이지만, 때로는 신생아 초기에 신경병증이 발현되고 심한 임상 증상을 보여 데저린-소타스 증후군으로 진단되기도 합니다.

CMT1A를 일으키는 PMP22 유전자의 중복을 인위적으로 유발시킨 돌연변이 쥐에서 보이는 증상은 CMT1A 환자에서의 증상과 유사합니다.

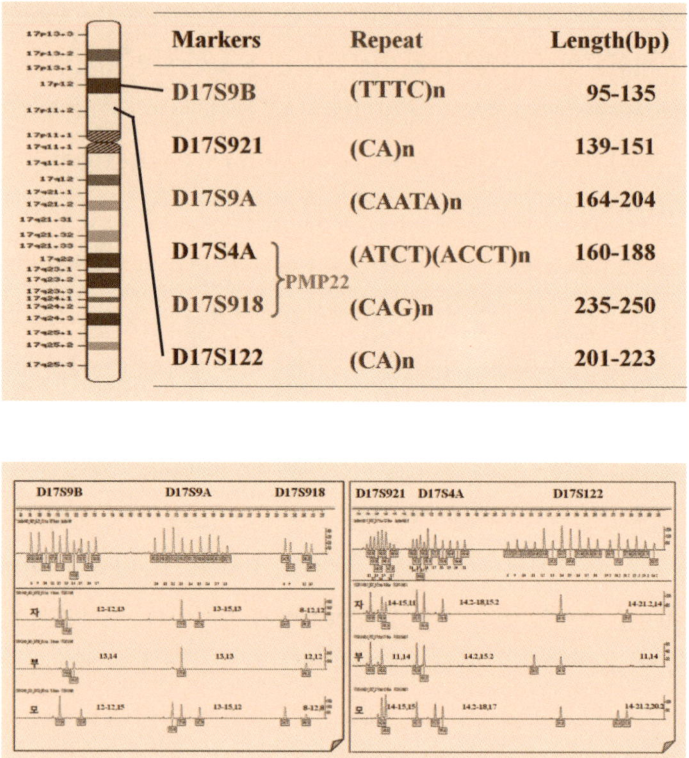

그림 28. 유전자 중복변이를 검사하기 위한 방법. 6개의 마커를 사용한 Hexaplex PCR 방법을 보여줍니다.

CMT1B

CMT1B는 염색체 1q22-q23에 위치한 MPZ (myelin protein zero 혹은 P0) 유전자의 돌연변이가 원인입니다. MPZ 유전자의 돌연변이는 전체 CMT1형의 5% 이하에서 나타납니다. 100개 이상의 MPZ 돌연변이들이 알려졌으며, 그중 대부분이 과오돌연변이(DNA 염기 하나가 다른 종류의 염기로 바뀜으로써 그 위치에서 만들어질 아미노산이 다른 아미노산으로 바뀌는 돌연변이)지만 넌센스돌연변이(DNA 염기 하나가 다른 종류의 염기로 바뀜으로써 아미노산이 더 이상 만들어지지 않는 돌연변이)와 프레임시프트 돌연변이(DNA 염기가 없어지거나 추가되면서 아미노산 순서를 바꿔 놓는 돌연변이)도 보고되었습니다. MPZ 유전자 돌연변이는 CMT1형을 유발하는 드물지 않은 원인이므로 환자에서 CMT1형이 의심될 때 시행하는 유전자 검사 항목에 항상 포함됩니다. MPZ는 말초신경의 수초에 가장 풍부하게 존재하는 단백질이며, 부착단백질로서 정상 수초 구조와 기능에 필수적인 수초층 연결을 수행합니다. 248개의 아미노산(단백질의 기본 구성 단위)으로 구성되어 있고, 세포 내 영역과 한 개의 세포막 통과 부위를 포함하는 세포 외 영역으로 구성되어 있으며, 수초 형성의 조절 기능을 수행합니다. 비정상적 MPZ 단백질은 슈반세포-신경세포 상호작용을 손상시켜 말초신경의 수초화를 저해합니다. 대부분의 MPZ 돌연변이는 전형적 CMT1형의 원인이 되며, 10세 이전에 발병하고, 진행형 원위 근력 저하와 감각 소실을 일으킵니다. 그러나 어떤 MPZ 돌연변이는 좀 더 중증인 데저린-소타스 증후군이나 선천수초형성저하신경병증을 유발합니다.

MPZ 돌연변이 환자는 경미한 CMT2형 증상을 보이는 환자에서부터 선천수초형성저하신경병증과 같이 태아기에 시작되고 매우 심각한 임상 증상을 보이는 환자들에 이르기까지 매우 넓은 임상적 범위를 보여 주고 있는데, 이와 같은 임상 증상의 발현 차이는 주로 MPZ 유전자 돌연변이의 위치와 특성에 의한 것이라고 보고되어 있습니다. Thr124Met(124번 트레오닌 아미노산이 DNA 염기 하나가 바뀌어서 메티오닌 아미노산으로 변함) 돌연변이는 동공 이상과 청각 장애를 동반하는 특정 CMT2형을 유발합니다. 특히 어떤 MPZ 돌연변이들은 동공 기능에 영향을 미쳐 '동공 이상'을 나타내기도 합니다. CMT1B의 전기 생리학적 양상은 전형적 CMT1형을 보이지만 드물게 전도 차단이 관찰되었습니다. 후기에 발병한 환자들은 축삭형 범위 내 운동신경전도 속도를 가지고 조기에 발병한 환자들은 운동신경전도 속도가 심하게 저하되었을 수 있습니다(〈20 m/s). 뇌척수액 분석에서는 단백질 함량이 증가됨을 보였고 조직병리학적 변화는 CMT1A에서보다 더 전형적인 탈수초성 유전신경병증 양상을 보였습니다.

CMT1C

CMT1C는 염색체 16p13.1-p12.3에 위치한 LITAF 유전자의 돌연변이가 원인입니다. LITAF는 PMP22 유전자의 산물을 포함한 단백질의 분해의 역할을 합니다. 이 돌연변이는 전체 CMT1형 환자의 8%에서 발견됩니다. 오늘날까지 오직 6개의 LITAF 유전자 돌연변이만이 보고되었습니다. CMT1C 환자들은 신경전도속도가 16-25m/s로 비교적 균일하게 저하되어 있으며, 임상적, 전기생리학적으로 전형적 CMT1 표현형을 보이면서 10대에 발병합니다. 출생 후부터 10대에 이르기까지 경미한 근쇠약과 감각 소실을 보여 임상 증상이 CMT1A와 상당히 유사합니다. 하지만 소수의 축삭형 혹은 CMT2형 임상 증상이 특정 LITAF 유전자 돌연변이에 의한 것일 수 있으므로 이 점에 유의해야 합니다.

CMT1D

CMT1D는 말초신경의 수초 형성에 중요한 역할을 하는 아연손가락 혹은 징크핑거(zinc finger) 전사 인자(transcription factor, DNA에 있는 유전 정보를 RNA로 옮기는 과정에서 DNA의 특정 부위에 달라붙어서 전사가 일어나게 조절해 주는 역할)에 포함되어 있는 염색체 10q21.1-q22.1에 위치한 유전자인 EGR2(early growth response 2; Krox20)의 돌연변이에

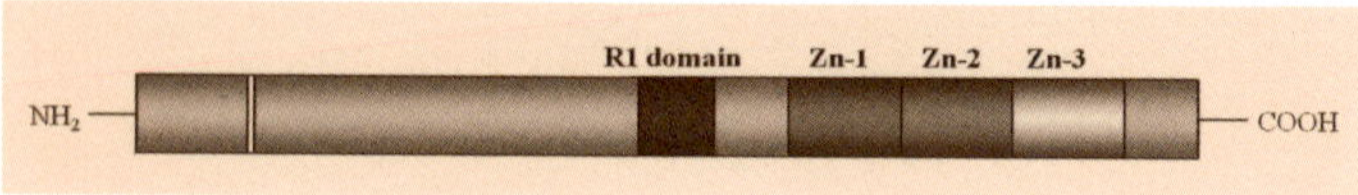

그림 29. EGR2 유전자의 모식도.

의해 발생됩니다. CMT1D는 CMT의 1% 이하를 차지합니다. EGR2의 돌연변이는 CMT1형, 데저린-소타스 증후군 그리고 선천수초형성이상신경병증의 다른 질병들을 유발합니다. 한 EGR2 돌연변이는 뇌신경 손상을 동반한 CMT1형을 나타냈고, 복시 및 성대 마비를 보였습니다. 운동신경전도 속도는 중등도에서 중증으로 감소되었습니다(9-42 m/s).

EGR2 유전자를 제거한 형질 전환 쥐에서 슈반세포가 발달단계 중 전수초화 단계에서 정지되어 수초탈락 신경병증을 유발했으므로 EGR2의 발현은 이 시기에 슈반세포 발달 과정이 진행될 수 있도록 하는 데 필수적인 것으로 보입니다. 또한 EGR2가 슈반세포에서 GJB1 유전자에 결합되어 있으며 돌연변이는 이들 유전자의 발현을 변화시켜 신경병증을 유발하는 것으로 보고되어 있습니다.

CMT1F

CMT1F는 염색체 8q21에 위치한 NEFL(neurofilament light chain) 유전자 돌연변이가 원인입니다. NEFL 단백질은 신경

미세섬유의 조직과 축삭 수송에 중요합니다. NEFL 유전자에 돌연변이를 가진 환자들은 발병 시기가 이르고 일반적으로 중등도에서 중증의 신경전도 속도 감소(15-38 m/s)를 나타내면서 중증의 손상을 보입니다. 임상 양상에 의해 일부 환자들은 데저린-소타스 증후군으로 진단되기도 했습니다. NEFL은 염색체 8q21과 연관된 보통염색체 우성 유전 축삭형 CMT(CMT2E)도 유발합니다.

샤르코-마리-투스 2형(CMT2형, HMSN Ⅱ)

CMT2형은 CMT1형보다 낮은 빈도로 발생하고 전체 CMT의 1/3 정도일 것으로 보고된 바 있으나 가족력이 잘 파악되지 않아 비특이적 축삭 신경병증으로 분류된 경우까지 고려하면 이 예측치는 실제보다 저평가된 것일 수 있습니다. 대부분의 CMT2 유형들은 보통염색체 우성으로 유전됩니다. 발병 연령은 같은 가족 내에서도 유년기부터 60대까지 매우 다양할 수 있습니다. 하지만 원인 유전자 돌연변이를 가진 사람들은 대개 질병 관련 증상이 나타나게 됩니다. CMT1형이 신경전도 속도가 느려지는 데 반하여 CMT2형은 신경전도 속도가 정상이거나 약간만 느려져 진단 기준으로 적용되기도 합니다. 이 때문에 CMT2형에서 원인 유전자 관련 연구의 진행이 CMT1형보다 지연되기

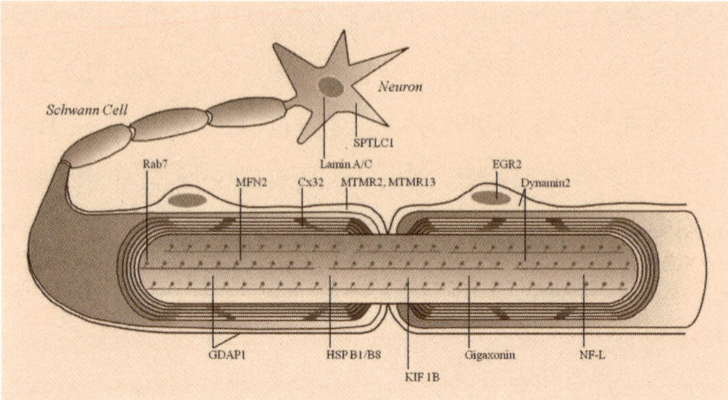

그림 30. 축삭을 구성하는 단백질을 만드는 유전자 돌연변이에 의해 CMT2형(샤르코-마리-투스병 2형)가 유발됩니다. 그림의 영문은 원인 유전자명을 나타낸 것입니다.

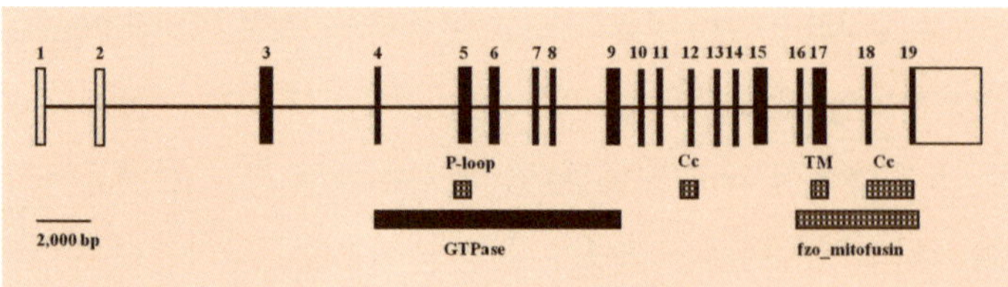

그림 31. CMT2A를 유발하는 MFN2 유전자의 모식도.

도 했습니다. 그러나 지난 5년 간 CMT2형과 관련된 주요 유전자들이 여러 개 발견되었고, 돌연변이 빈도와 특정 임상 유형을 규명하기 위한 연구가 진행되었습니다. 어떤 CMT2형 관련 유전자에서는 임상 양상을 통해 원인 유전자를 유추하는 것이 가능해 보이지만 대부분의 CMT2형에서는 많은 수의 유전자들을 모두 검사해야 합니다.

CMT2A

CMT2A의 원인 유전자는 미토콘드리아의 외막에 위치하며 미토콘드리아의 융합을 조절하는 미토푸신 2(Mitofusin 2, MFN2) 유전자로 염색체 1p36에 위치합니다. KIF1B(Kinesin 1B-β) 유전자에서 동원체(세포분열 때 형성되는 가는 실 모양의 섬유질 단백질이 붙는 염색체의 잘록한 부분) 쪽으로 1.65Mb 떨어져 위치하는 MFN2 유전자에 돌연변이를 가진 7 가계를 발견했고, 이후 몇몇 보고들에 의해 MFN2 돌연변이가 높은 빈도로 나타난다는 사실이 발표되었습니다. CMT2A를 유발하는 또 다른 원인으로 염색체 1p36의 KIF1B 유전자에 돌연변이를 가진 한 가계가 보고되었습니다. KIF1B는 시냅스의 소포수송을 매개합니다.

MFN2는 미토콘드리아 외막에 위치한 큰 다이나민(dynamin) 유사 GTPase로 미토콘드리아의 융합에 작용하며, 돌연변이가 있으면 말초신경의 뻗어나간 축삭에서 미토콘드리아 간의 수송이 적절히 일어나지 못할 수 있다고 생각됩니다. 돌연변이들은 대부분 점돌연변이 형태이고 번역된 단백질 구조 상 GTPase 도메인 부위에 위치하는 경우가 많습니다. 신경세포가 많은 에너지를 필요로 한다는 점을 고려할 때 에너지 생산소

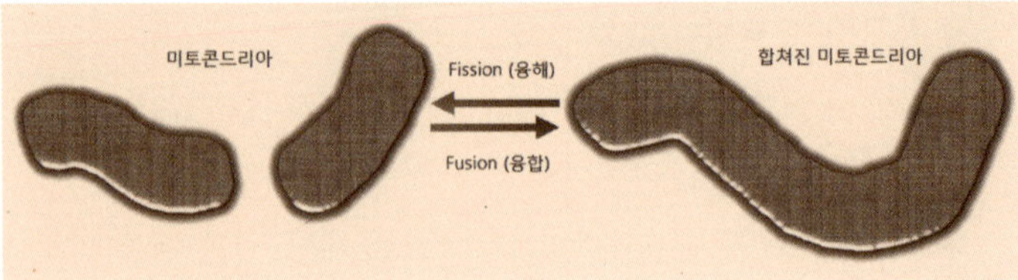

그림 32. CMT2A를 유발하는 MFN2 유전자 변이는 미토콘드리아의 융합에 관여합니다.

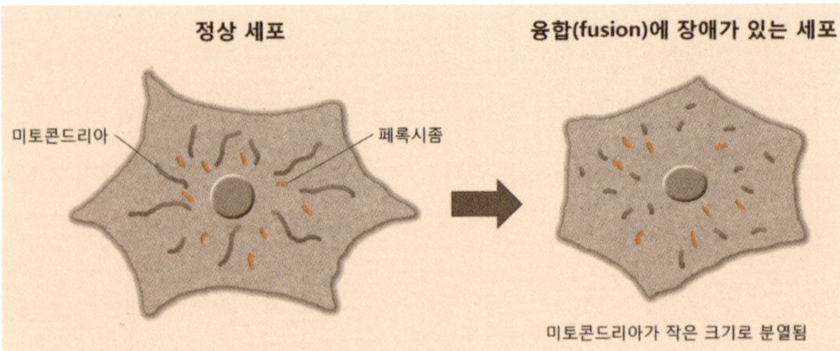

그림 33. MFN2 유전자 변이로 융합 기능에 장애가 발생하면 미토콘드리아가 작게 분열된 채로 존재합니다.

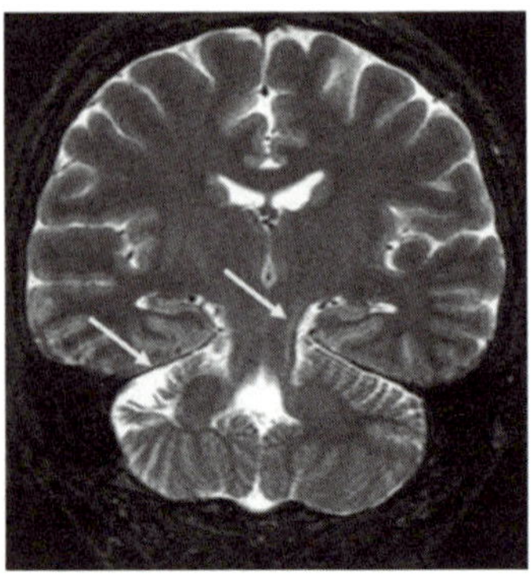

그림 34. MFN2 유전자 변이로 인해 발생하는 CMT2A 환자에서는 대뇌백질 및 소뇌의 이상도 보고되었습니다.

인 미토콘드리아의 기능 장애는 심각한 문제를 유발할 수 있을 것입니다.

CMT2A 환자들은 전형적이지만 중증인 CMT 표현형을 보이며, 환자 중 28%는 휠체어에 의존하게 됩니다. 대부분의 환자들은 이른 조기 발병을(〈10세) 하며 중증의 질병 상태를 보이지만 그보다 적은 그룹에서는 10세 후기에 발병하면서 좀 더 경증의 질병 상태를 나타냅니다. 어떤 CMT2A 환자들은 추가적으로 뚜렷한 시각신경위축을 보이며, 이런 경우는 CMT6형(HMSN VI)으로도 알려져 있습니다. 한 호주 가족에서는 CMT2A가 건반사 항진 및 바빈스키 징후를 보여서, 이전에는 CMT5형(HMSN V)으로 보고된 바 있었습니다(따라서 CMT2A는 CMT5형과 CMT6형의 임상 양상을 보일 수 있습니다). 그리고 감각신경청각상실과 대뇌백질이상도 CMT2A 환자에서 보고되었습니다. 대부분 환자에서의 전기생리학적 검사 결과는 정상에서 조금 감소한 신경전도 속도와 종종 중증으로 감소한 복합근육활동전위 및 감각신경활동전위로 나타납니다.

CMT2B

CMT2B는 염색체 3q13-q22에 위치한 RAB7 유전자의 돌연변이가 원인입니다. RAB7은 세포내막의 소통 조절에 관여하고 후반 세포 내 이입 경로에 중요합니다. CMT2B는 임상적으로 원위근력 저하 및 위축의 특징을 가지지만 과다각화증과 하지 원위부 절단을 초래할 수 있는 중증의 발 궤양 형성으로 이어지는 심한 감각 소실도 나타납니다. 발병 시 임상 증상은 HSAN I 유형과 매우 비슷하며, 발병 연령 범위는 13세에서 30세입니다.

CMT2C

CMT2C를 유발하는 유전자좌(염색체에서 유전자의 위치)는 염색체 12q23-q24에 위치하며 원인 유전자는 2010년에 TRPV4로 규명되었으며, 이 유전자는 이전에는 골격형성이상(skeletal dysplasia)의 원인 유전자로도 알려져 있었습니다. CMT2C에 해당하는 환자들의 임상 특성으로는 횡격막 마비나 성대 마비가 있으며 매우 드물게 발생합니다. 근위근육, 가로막 및 늑간근육의 근력 저하, 성대 마비, 그리고 간혹 치명적인 결과와도 관련 있습니다.

CMT2D

CMT2D는 드물게 나타나는 축삭형 CMT로 염색체 7p15에 위치한 GARS(Glycyl-tRNA synthetase) 유전자의 돌연변이가 원인입니다. GARS는 하우스키핑 유전자로, 생산하는 단백질은 번역 과정에 중요한 역할을 합니다. GARS의 돌연변이는 운동신경세포 유지 및 통합성에 중요한 단백질 합성에 영향을 줄 수 있습니다. 하지만 GARS의 돌연변이가 신경병증만을 유발하고 다른 장기는 침범하지 않는 이유는 알 수 없습니다.

8세에서 36세 사이에 나타나고 우선적으로 작은 손근육을 손상시키며, 하지의 원위근육에서는 적게 진행하고 운동신경전도 속도는 정상입니다. CMT2D로 확진된 몇몇 환자들은 처음에는 CMT5형으로 분류되던 환자였습니다. 일반적 CMT와 달리 다리보다 손에 먼저 증상을 나타내는 경우가 흔하므로 이와 같은 징후를 보인다면 GARS 유전자 검사를 할 수 있습니다.

CMT2E

CMT2E는 염색체 8q21 위치의 NEFL 유전자의 과오돌연변이 혹은 3개의 염기 결실 돌연변이에 의해 유발되며, CMT 환자 중 빈도는 1.9%입니다. NEFL 유전자는 CMT2형의 원인 유전자들 중 가장 먼저 발견되었으며 독특하게 신경세포에서만 발현되고 세포 골격을 유지하는 중요한 구조 단백질을 만듭니다. 세포 골격은 섬유그물망으로 세포의 형태를 안정시키고 세포 내 소기관들이 운송되는 통로 역할을 합니다. 이는 신경미세섬유의 조직과 축삭 수송을 방해합니다.

CMT2E는 보행 장애로 시작되고 13세 이전에 발병하며 하지 원위부의 마비가 경증의 근력 저하에서 완전 마비까지 다양합

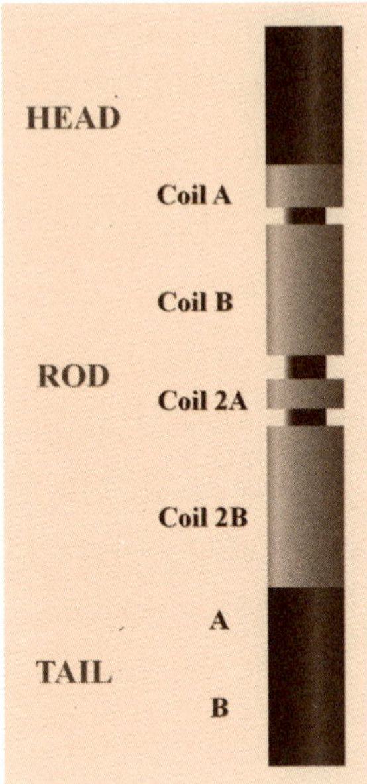

그림 35. CMT2E를 유발하는 원인 유전자 NEFL의 모식도.

니다. 모든 종류의 감각 소실과 흰 발이 CMT2E의 일반적 증상입니다. 정중신경의 운동신경전도 속도는 중등도에서 중증으로 감소하여 13-38m/s 범위이고 복합근육활동전위는 보통 중증으로 감소됩니다. NEFL 돌연변이는 축삭형 신경병인 CMT2E를 유발할 뿐만 아니라 최근에는 탈수초형 신경병증인 CMT1F 및 데저린-소타스 증후군도 일으키는 것으로 알려져 있습니다.

CMT2F

CMT2F는 염색체 7q11-q21 좌위의 유전적 손상이 원인입니다. 원인유전자는 HSPB1(혹은 HSP27로 불림)입니다. sHSP들이나 스트레스 단백질들은 세포 손상 등 다양한 여러 인자들에 대해 세포적 반응으로써 합성됩니다. 이 단백질들은 다른 단백질들의 구조 보호 등 중요한 기능을 가집니다. sHSP의 기능은 아직 정확하게 알려져 있지 않지만, 세포자멸사의 억제 및 세포 골격계의 안정화 등과 관련이 있을 것으로 생각됩니다.

지금까지 두 CMT2F 가족들이 보고되었는데, 발병 연령은 보통 15세와 25세 사이로 느리게 진행합니다. 환자들은 발처짐, 발기형 및 경증에서 중등도의 감각 장애를 유발하는 하지근육의 대칭성 근력 저하를 보입니다. 수년 후에는 상지 원위근육의 위축으로 인해 갈고리손이 발생합니다. 전기생리학적 양상은 두드러지게 감소하거나 완전히 소실된 복합근육활동전위를 보입니다.

흥미롭게도 같은 유전자의 여러 돌연변이들은 별개의 임상 양상을 보이는 운동신경병을 유발하기도 합니다. 지금까지 HSP27 유전자 돌연변이에 의한 CMT 환자들은 모두 CMT2형이었습니다. 『네이처 지네틱스(*Nature genetics*)』에 실린 두 동반 논문에서 알파-크리스탈린(a-crystallin) 및 HSP27의 C-말단 꼬리(C-terminal tail)의 돌연변이 또는 HSP22의 알파-크리스탈린 영역의 돌연변이가 dHMN 2형을 일으킨다고 보고했습니다. HSP22와 HSP27은 이전 연구에서 서로 상호작용한다는 것이 밝혀졌고 따라서 이들 두 질환도 공통의 기전이 관련될 것으로 생각됩니다.

CMT2G

CMT2G는 스페인의 한 대가족에서 새로운 유전좌위인 염색체 12p12-p13.3과 연관되었습니다. 발병 연령은 9세와 76세 사이로 다양했고 환자들은 가벼운 증상만을 보였습니다. 임상 증상들은 느리게 진행하는 보행 장애와 무릎반사는 보존되면서 하퇴삼두근반사는 소실되는 것이었고 운동신경전도 속도는 경증으로 감소하거나 정상이었습니다.

CMT2H (혹은 CMT2K)

CMT2H와 CMT2K는 염색체 8q13-q21.1에 위치한 GDAP1 유전자의 돌연변이가 원인입니다. GDAP1 유전자 돌연변이 관련 신경병증의 분류는 매우 복잡합니다. GDAP1 돌연변이는 축삭형 우성 유전 CMT(CMT2H/K)와 탈수초성 열성 유전 CMT(CMT4A)를 모두 유발합니다. 보통염색체 우성 유전되는 GDAP1 유전자 돌연변이는 축삭형이 우세한 CMT2H/K의 원인임이 스페인 가족들에서 보고되었는데, 임상 증상이 10대 후반에 발병하면서 열성 유전 표현형보다 더 가볍고 성대 마비와 간혹 시각신경 위축을 동반하면서 느린 진행을 보였습니다.

CMT2I (혹은 CMT2J)

CMT2I와 CMT2J는 염색체 1q22에 있는 MPZ 유전자 돌연변이가 원인입니다. 발병 연령은 47-60세로 매우 느리고 원위근육의 근력 저하 및 위축, 동공 이상, 청각 장애, 그리고 감각 손상을 나타냅니다. 운동신경전도 속도는 감소하며(〈38m/s) 질병 초기에는 운동신경전도 속도가 정상이거나 가볍게 느려지지만 질병이 진행되면서 신경전도 속도 감소가 심해집니다.

CMT2L

CMT2L은 중국의 한 대가족에서 보고되었으며 염색체 12q24.3의 HSP22(HSPB8) 돌연변이가 원인일 것으로 생각됩니다. 가벼운 감각 소실과 함께 근력 저하가 하지에 발생하고 정상 운동신경전도 속도를 보입니다. 일부 환자들에서는 척주측만증이 관찰됩니다.

CMT2L은 HSP22 유전자 돌연변이에 의해 발병하고 흔하지 않습니다. HSP22는 CMT2F의 원인인 HSP27 유전자의 세포 내 기능과 연관됩니다. 두 유전자 모두 단백질의 올바른 접힘을 유도 및 유지합니다.

샤르코-마리-투스 중간형(CMT중간형; intermediate CMT, Int-CMT)

여러 좌위와 유전자들이 우성 유전되는 CMT중간형(Int-CMT)의 원인으로 보고되었습니다: 10q24.1-q25.1 (유전자는 아직 밝혀지지 않았음; DI-CMTA), 19p12-p13.2 (dynamin 2

혹은 DNM2; DI-CMTB), 1p34-p35 (tyrosyl-tRNA synthetase 혹은 YARS; DI-CMTC), 1q22 (MPZ; DI-CMTD). DNM2와 RAB7은 소포 소통과 세포 내 이입에 관여합니다. YARS는 신경 끝에서 근육으로 신호를 전달하면서 모든 살아 있는 것의 단백질 합성에 중요한 역할을 합니다. 임상 양상은 중등도이며 심한 정도는 다양합니다. DNM2 돌연변이를 가진 일부 환자들에서는 호중성구(백혈구의 한 종류) 감소도 나타납니다. 우성유전 CMT중간형은 전기생리학적 및 병리학적으로 CMT1형과 CMT2형의 특성을 모두 나타냅니다. 정중신경의 운동신경전도 속도는 25-45m/s 범위입니다.

샤르코-마리-투스 3형(CMT3형, HMSN Ⅲ: 데저린-소타스 증후군)

데저린-소타스 증후군(Déjérine-Sottas syndrome; DSS)은 1893년에 장 마르탱 샤르코(Jean-Martin Charcot)의 두 제자인 조셉 줄스 데저린(Joseph Jules Déjérine)과 줄스 소타스(Jules Sottas)에 의해 처음으로 기술되었습니다. 예전에 데저린-소타스 증후군은 보통염색체 열성 유전을 하며 유아에서 시작되어 증세가 심하고 불구가 되는 신경병증으로 CMT3형으로 분류되었으나, 근래에는 데저린-소타스 증후군의 원인 유전자들이 확인되면서 정의가 다소 혼란스러워졌고, CMT3형보다는 CMT와 관련된 신경질환으로 분류되는 경향이 있습니다. PMP22, MPZ, EGR2, NEFL의 유전자 돌연변이를 가진 열성 유전을 하는 환자들뿐만 아니라, 최근에는 PRX유전자의 돌연변이를 가지고 우성 유전을 하는 데저린-소타스 증후군도 보고되어 있습니다. 데저린-소타스 증후군 환자에서는 보통 신경전도 속도가 15m/s 이하로 매우 느려져 있으며 신경조직 검사 상 대부분에서는 심한 탈수초성 병변을 보였으나, 일부에서는 현저한 축삭의 소실을 보인 경우도 있었습니다.

데저린-소타스 증후군의 유전 양상은 보통염색체 우성, 열성, 혹은 산발성일 수 있습니다. CMT3A(DSS-A)는 보통염색체 우성 유전의 데저린-소타스 증후군으로 염색체 17p11.2-p12의 점돌연변이가 원인입니다. CMT3B (DSS-B)는 우성 혹은 열성 유전되는 염색체 1q22의 MPZ 유전자 돌연변이가 원인입니다. CMT3C(DSS-C)를 유발하는 유전적 손상은 우성 유전 양상의 한 아이와 가족에서 염색체 8q23-q24와 연관되었음이 보고되었습니다. 염색체 19q13.1-q13.2에 위치한 PRX 유전자 돌연변이는 열성 유전 양상의 CMT3D 혹은 CMT4F를 유발합니다. NEFL 유전자 돌연변이도 데저린-소타스 증후군 표현형의 원인이 될 수 있습니다.

DSS-A(CMT3A 혹은 HMSN III)는 탈수초성 다발신경병증의 중등도 유형으로 발병 연령이 매우 빠르고(〈3세), 신경전도 속도가 매우 느려지며(〈10m/s), 신경의 촉지비대성 변화를 나타냅니다. 조화운동 불능이나 척추측만도 나타날 수 있으며 질병 후기의 환자들에서는 중증의 운동 불능이 나타납니다. 태어나면서 증상을 나타내는 환자들에서는 치명적인 이상이 매우 초기에 나타날 수 있습니다. 대뇌척수액의 단백질 함량은 보통 중등도로 높고 근전도 검사에서는 세동과 탈신경의 양성파동이 나타나며 조직학적 검사에서는 탈수초 및 재수초의 징후가 광범위하게 나타납니다.

DSS-B(CMT3B) 임상 증상의 발병은 보통 영아기에 근육 긴장 저하로 나타납니다. 호흡 기능 부족이 발생할 수 있어 사망 원인이 되며, 운동신경전도 속도는 매우 느립니다(〈15m/s). DSS-C(CMT3C) 환자들도 샤르코 관절이 두드러질 수 있습니다. CMT3D는 초기의 감각 소실과 감각조화운동 불능, 청각 소실 및 얼굴 변화를 특징으로 합니다. DSS-EGR은 데저린-소타스 증후군 표현형, 호흡 장애 및 뇌신경 손상으로 드러나며, 운동신경전도 속도는 매우 느립니다(〈8 m/s). 데저린-소타스 증후군의 감별 진단은 선천수초형성이상신경병증과 후천만성감염탈수초다발신경병증(CIDP)을 포함합니다. 선천수초형성이상신경병증은 비진행성 근력 저하 및 신경전도 속도 지연이 특징인 반면 데저린-소타스 증후군은 진행성 근력 저하 및 신경전도 속도 지연이 특징입니다.

샤르코-마리-투스 4형(CMT4형, HMSN Ⅳ)

지난 50년 이상 유럽과 북아메리카 지역에서 이 유형에 관한 의학적 보고가 있었습니다. 그러나 유전 패턴이 특이하기 때문에 이들 지역에서는 북아프리카나 남아메리카 지역에서보다 적게 발견되었습니다. 보통 자녀가 환자이더라도 부모는 임상적으로 질병이 나타나지 않는 보인자인 경우가 많습니다. 열성 유전 CMT의 몇몇 원인 유전자들이 발견된 이후에도 상담 기간 동안 소규모의 가족에서 한두 명의 환자를 발견한 사례들이 대부분이었습니다.

CMT4A

CMT4A는 열성 유전 양상의 CMT 중 가장 흔한 유형으로 염색체 8q13-q21에 있는 GDAP1 유전자의 돌연변이가 원인이며 지금까지 약 25개 돌연변이들이 발견되었습니다. 흥미롭게도 GDAP1 유전자 돌연변이는 CMT 중 탈수초성(CMT4A) 및 축삭형(AR-CMT) 유형 모두를 유발하는데 축삭형인 경우 성대마비로 인해 목소리가 쉬는 경우가 많습니다. CMT4A는 발병 연령이 어리고 심한 증세를 보여 대부분 10세 정도에 휠체어를

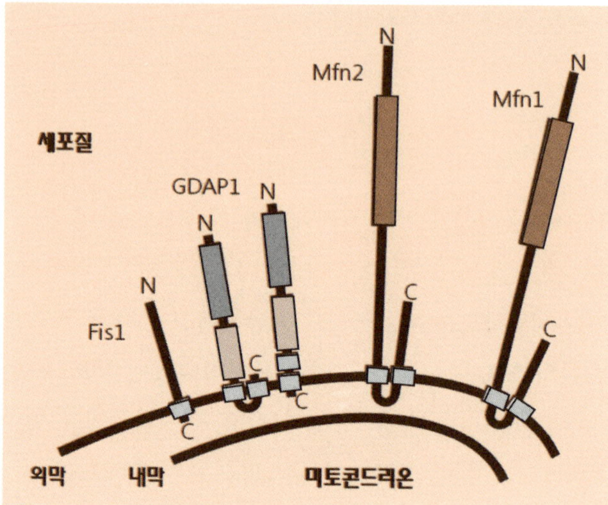

그림 36. GDAP1 및 MFN2는 미토콘드리아의 외막에 붙어 있습니다.

사용하게 되며 중증의 운동발달 지연과 진행성 척주 측만을 유발합니다. 신경전도 속도는 25-35m/s 범위이며 조직학적으로 저수초 혹은 탈수초와 양파망울 형성을 보입니다. 최근 GDAP1 유전자 돌연변이가 보통염색체 우성 양상으로 유전되는 가족들이 발견되었는데, 이는 전형적이기보다는 예외적인 경우로 생각됩니다.

최근 연구에 따르면 GDAP1은 신경세포와 슈반세포에서 좀 더 많이 발현됩니다. 그러나 GDAP1 유전자 돌연변이가 슈반세포와 신경세포 중 어떤 세포의 기능을 파괴하는 것인지 아니면 복합 작용을 하는 것인지에 대해서는 아직 밝혀져 있지 않으며, 슈반세포와 축삭 간의 신호 전달을 방해한다는 것이 하나의 가설로 제시되어 있습니다. GDAP1 단백질은 미토콘드리아에도 위치하여 CMT4A가 미토콘드리아 신경병증일 수 있음을 제시했습니다.

CMT4B

CMT4B는 MTMR2(myo-tubularin-related phosphatase 2) 유전자 돌연변이에 의한 CMT4B1와 SBF2 유전자 돌연변이에 의한 CMT4B2의 두 가지 유형으로 분류됩니다. 두 신경병증은 모두 유아기에 심각한 장애를 보이며 신경전도 속도가 매우 느리고 성인기에는 종종 휠체어 생활을 하게 됩니다.

CMT4B1은 열성 유전의 수초탈락 신경병증이며 세포 증식과 전사 조절에 영향을 주며, 11q23에 위치하는 MTMR2 유전자 돌연변이에 의해 발생합니다. 말초신경계에서 MTMR2의 기능은 잘 알려져 있지 않지만 비복신경의 조직 표본에서 갈래섬유가 수초의 고리와 관련된 분절성 탈수초를 보인 것으로 보아 MTMR2가 수초 둘러싸기의 조절에 어떤 중요한 역할을 담당할 것으로 보입니다. 이 질병은 영아기에 나타나고 간혹 뇌신경도 손상되며 일부 환자들에서는 녹내장과 실명이 발생합니다. 이 병은 중증의 기능 장애를 보이는데, 일부 돌연변이는 심각한 중증 표현형을 보이는 환자에서 발견되어 선천수초형성이상신경병증으로 진단되었습니다. 운동신경전도 속도는 유의하게 감소하여 9-22 m/s 범위이고 조직병리학적 검사에서는 병소(조직에 병적 변화를 일으키는 자리)에서 접히는 수초 영역이 관찰됩니다.

CMT4B2는 SBF2(SET binding factor 2) 유전자 돌연변이에 의해 발생합니다. 염색체 11p15에 위치하고 있는 SBF2는 MTMR13(myotubulin-related protein 13)로도 알려져 있고, CMT4B1을 일으키는 MTMR2와 현저한 상동성(homology)을 가지고 있습니다. 이러한 이유로 CMT4B2 신경병증은 임상적 소견 및 병리학적 소견이 CMT4B1과 유사한 것으로 보고되어 있습니다. CMT4B2는 어린 나이에 생기는 열린각녹내장과 연관성을 보이기도 합니다. 운동신경전도 속도가 중증으로 감소하여 15-30m/s 범위이고 복합근육활동전위 진폭도 감소합니다.

CMT4C

CMT4C는 KIAA1985 유전자 돌연변이에 의해 주로 소년기에 발병하는 수초탈락 신경병증으로 척추측만이 잘 생기는 것으로 보고되어 있습니다. KIAA1985에서 만들어진 단백질은 척추동물에서 아직 잘 알려지지 않은 기능의 새로운 단백 족에 속합니다. 비교 연쇄 정렬(comparative sequence alignment)을 통해 이 단백 족의 일원이 단백 복합체의 형성에 관련되는 다발성(multiple) SH3 및 TPR 영역을 포함한다는 것을 알 수 있습니다.

CMT4D

CMT4D(HMSN-Lom)는 청각 장애 및 혀 근육의 위축을 동반하는데 상염색체 열성 유전으로 염색체 8q24에 위치한 NDRG1(N-mycdownstream-regulatedgene)의 돌연변이에 의해 발생하며 집시 무리에서 처음 발견되었습니다. 아주 최근에 CMT4D의 원인인 NDRG1 유전자의 Arg148X 돌연변이가 전두엽 구역에서 고신호강도를 보임이 보고되었습니다. NDRG1은 성장 정지와 세포 분화에 역할을 수행합니다. CMT4D, CMT-Russe (HMSNR) 및 CCFD 신경병증후군은 로마에서 좀 더 빈번하게 나타납니다. 운동신경전도 속도는 유의하게 9-20m/s로 감소하고 신경진폭이 감소하거나 소실됩니다. 신경 생검에서는 곡선 함유물의 축적과 저수초화가 두드러집니다. 임상적으로 말초근육의 감소와 약화, 감각 소실, 양 발이나 손의 기형, 심부건반사의 저하 혹은 소실이 있고 신경전도 속도는 어린 환자에서 심한 감소 소견을 보입니다.

CMT4E

CMT4E는 EGR2 유전자에 생긴 돌연변이로 인해 유발되는데, 출생 시 질병이 나타나고 대부분의 환자들은 주변의 도움 없이는 걷지 못합니다. CMT4E인 어린이들은 매우 어린 나이에 휠체어에 의존하게 됩니다. 또한 선천수초형성이상신경병증은 염색체 1q22의 MPZ 유전자 돌연변이에 의해서도 유발될 수 있습니다. 전신근육 긴장 저하, 구축 혹은 관절 구축이 뚜렷하게 나타나고 뇌신경도 손상됩니다. 어떤 경우는 삼키기가 어렵고 호흡 기능 저하가 발생해 주산기에 치명적인 결과를 낳는 경우가 빈번합니다. 신경전도 속도는 심하게 감소하여 8m/s 미만입니다. 신경 생검에서는 광범위한 탈수초 및 축삭 손상이 나타나며, 재수초의 징후는 없거나 드물게 양파망울 형성만이 발견되어 데저린-소타스 증후군 유형과 명확하게 구분됩니다.

EGR2 유전자 돌연변이는 CMT4E뿐만 아니라 CMT1D, 데저린-소타스 증후군, 선천수초형성저하신경병증을 일으키는 것으로 알려져 있습니다.

CMT4F

CMT4F는 염색체 9q13.1-q13.3에 위치하며 말초신경 수초 유지에 중요한 두 개의 단백질을 암호화하는 PRX 유전자의 돌연변이가 원인입니다. 페리악신(Periaxin)은 슈반세포의 세포

골격(cytoskeleton)과 관련된 단백을 찾는 과정에서 처음 발견된 세포막 관련 단백질입니다. 페리악신은 성인의 슈반세포에서는 ab-축삭세포막(ab-axonal membrane)에 위치하고 있지만, 배아기 슈반세포는 핵에서, 주산기 슈반세포는 ad-축삭세포막(ad-axonal membrane) 또는 주변-축삭세포질(peri-axonal cytoplasm)에서 관찰되는 등, 그 위치가 발달 과정 동안 변화하는 특징이 있습니다. PRX는 세포의 매트릭스 신호에 관여합니다. CMT4F는 중증 CMT1형이나 데저린-소타스 증후군 표현형을 보여 신경전도 속도가 중증으로 감소하고 (〈15 m/s) 복합근육활동전위와 감각신경활동전위는 나타나지 않거나 매우 낮습니다.

CMT4G

CMT4G 혹은 CMT-Russe(HSMNR)는 10q23.2 좌위의 규명되지 않은 유전적 손상과 연관되는 것으로 보입니다. 사지의 근력 저하가 8-43세 사이에 우선적으로 하지에 발생하고, 감각소실과 손발의 기형을 동반하는 중증 원위근력 저하가 진행됩니다. 운동신경전도 속도는 상지에서 가볍게 감소하고(30-35m/s) 하지에서는 나타나지 않습니다. 굵은 수초화섬유의 고갈이 신경 생검에서 관찰되며 탈수초 혹은 재수초 징후는 없습니다.

CMT4H

CMT4H는 적은 수의 레바논인과 알제리인 가족에게서 나타났으며 12p11.21 좌위와 연관되었습니다. 나타나는 증상들은 운동 발달의 지연, 척주 측만, 그리고 낮은 진폭과 함께 중증으로 감소한 운동신경전도 속도(〈15 m/s) 등입니다.

CMT4J

CMT4J는 FIG4 (KIAA0274) 돌연변이를 가진 4명의 서로 관계가 없는 코카시언 환자들에게서 가장 최근에 보고되었습니다. FIG4 유전자 돌연변이는 세포 내 포스포이노시티드(phosphoinositide)와 소포 소통에 중요한 신호 전달 물질의 함량을 낮춥니다. 표현형은 중증이고 발병 연령이 영아기와 유년기로 빠릅니다. 임상 증상은 중추신경계에서의 신경 소실 및 손상으로 인한 연합 운동 장애와 중증의 신경병증입니다. 전도 속도가 심하게 감소하고(2-7 m/s) 복합근육활동전위의 진폭이 낮아집니다.

CMT4C1-4C4

CMT4C1

보통염색체 열성 유전 축삭형 CMT는 신경병증에서 매우 드뭅니다. CMT4C1 혹은 AR-CMT2B1은 LMNA 유전자 돌연변이가 원인인데, 염색체 1q21.2-q21.3에 연관된 같은 혈족의 모로코 대가족에서 처음으로 보고되었습니다. 라민(Lamin)은 핵판의 구조적 구성물인 단백질입니다. 실험 자료들은 라민 A/C(lamin A/C) 결핍이 손상된 핵 기전과 활성화된 유전자 전사의 이상과 연관되었음을 제시했습니다. 임상 증상과 징후는 6-27세 사이에 나타나는데, 환자들은 10대에 중증의 발병을 보이고 근위부 근육까지 손상되는 빠른 진행을 합니다. 운동신경전도 속도는 정상이거나 조금 감소하고 복합근육활동전위는 질병 기간에 비례하여 감소합니다(0.6 mV까지). 조직병리학적 검사에서는 굵은 수초화섬유의 손실과 많은 양파망울을 포함하지 않은 비수초화 섬유를 보이지만 축삭은 보존되어 있음을 보입니다.

CMT4C2

CMT4C2나 AR-CMT2C 혹은 AR-CMT2H는 염색체 8q21.3과 연관됩니다. 이것은 임상적으로 10세 이전의 이른 발병과 항진된 무릎반사 및 상지반사를 나타내는 피라미드 트랙 손상의 특징이 있어 다른 열성 유전 CMT2 유형들과 구분됩니다. 발목반사는 전형적으로 소실되며 발바닥반사는 엄지발가락 뻗침근마비로 인해 생기지 않습니다. 복합근육활동전위가 감소하고 운동신경전도 속도는 정상이거나 경증으로 감소합니다. 신경 생검에서는 중증의 축삭 소실이 관찰됩니다.

CMT4C3

CMT4C3이나 AR-CMT2B2는 ARC92 혹은 ACID1로도 알려진 염색체 19q13.3에 위치한 MED25 유전자의 돌연변이가 원인입니다. 오직 코스타리카의 한 대가족에서만 전형적 CMT2 표현형으로 20-30대의 늦은 발병을 보이면서 보고되었습니다. 이는 정상 혹은 경증으로 감소된 운동신경전도 속도와 복합근육활동전위 감소의 특징을 가집니다. RNA 중합효소 II(RNA polymerase II, DNA에서 RNA를 합성할 때 필요한 효소) 관련 매개복합체 서브유닛(한 입자 또는 생체 고분자 등의 기본구성 단위)을 생성하는 MED25 유전자에서 발견된 과오돌연변이가 원인으로 알려져 있습니다. 하지만 CMT2B에서 복잡한 병태생리학적 기전을 규명하고 MED25 돌연변이와 연관된 다른 경우들을 확인하기 위해 분자적 연구가 필요합니다.

CMT4C4

CMT4C나 AR-CMT2K는 보통염색체 열성 유전 탈수초 CMT도 유발할 수 있는 염색체 8q13-q21.1에 위치한 GDAP1 유전자의 돌연변이가 원인입니다. 보통염색체 열성 유전 GDAP1-연관 중간형A(CMTRIA)도 보고되었습니다. AR-CMT2K나

CMT4C4는 중증 근력 저하 및 위축이 발에서 매우 빠르게 시작해서 이후 손에도 나타납니다. 지금까지 23개 돌연변이가 보고되었습니다. 열성 유전 축삭형 CMT2K의 임상 증상 발병은 출생 시 혹은 이른 유년기에 근육 긴장 저하, 운동 발달 지연, 그리고 척추뒤옆굽음증으로 나타납니다. 일부 환자들은 이후 10대에 쉰 목소리와 성대 마비가 발생합니다. 진행성 코스, 횡격막 마비 및 호흡 기능 이상이 모로코 가족에서 보고되었습니다. 전기 생리학적으로는 복합근육활동전위가 낮거나 소실되었고 운동신경전도 속도는 정상이거나 가볍게 저하되었고 (>40m/s), 연장된 말단잠시를 보입니다. 장딴지 신경 생검에서는 축삭 손상, 양파망울, 비수초화섬유 수가 증가되었고, 경증의 탈수초 징후가 관찰됩니다.

샤르코-마리-투스 X형(CMTX형)

CMTX1

대부분의 X-염색체 관련 CMT는 신경전도 속도가 중간 정도로 가볍게 감소하는데, 탈수초성/축삭형을 분류하는 경계선에 있는 경우가 많아 CMT1 유형과 비슷해 보이기도 하고 CMT2 유형으로 보이기도 합니다. X 염색체 관련 유전되는 CMT1형인지 보통염색체 우성 유전인지 구분하기 어려운 경우도 간혹 있습니다.

현재 밝혀진 원인 유전자로는 GJB1(gap junction beta 1, Cx32로도 불린다)이 있으며, 다른 종류의 X-염색체 관련 CMT 원인 유전자들이 존재한다는 강한 증거들이 존재하지만 아직 밝혀진 유전자는 없습니다.

CMTX1은 두 번째로 빈도 높은 탈수초성 CMT로 전체 CMT 환자의 7-11%를 차지합니다. 서양에서는 CMT 환자의 10-16%에서 GJB1 유전자 돌연변이가 발생한다고 알려져 있으나, 우리나라와 일본에서는 5-7%로 낮은 빈도를 보였습니다.

CMTX1은 X-연관 우성 유전 CMT이고 탈수초성과 축삭형 양상을 모두 나타내는데, 염색체 Xq13.1에 있는 GJB1 유전자

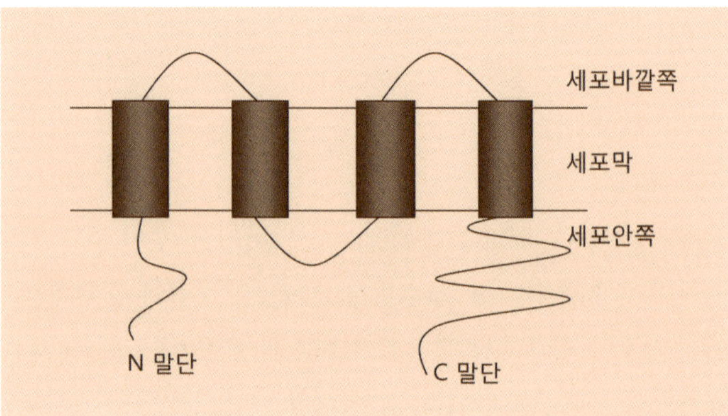

그림 37. CMTX1의 원인 유전자 Cx32 유전자의 모식도.

의 돌연변이가 원인입니다. 240개 이상의 GJB1 유전자 돌연변이들이 보고되었으며, 해당 유전자에 의해 생산되는 단백질이 말초신경에서 큰 축삭을 둘러싸는 수초의 한 부분이기 때문에 이 유형은 CMT1형으로 분류될 수 있습니다. GJB1은 틈새이음 단백질로 랑비에 결절(축삭을 싸고 있는 수초가 일정한 간격으로 존재하는 결절)에 위치하며 세포간 저분자량 물질 수송에 관여합니다.

전형적으로 CMTX1 환자들은 중등도로 느려지는 신경전도 속도가 특징이며, 정중신경 운동신경전도 속도가 남자 환자에서 30-40m/s 범위이고 여자 환자에서 30-50m/s 범위인데, 중증으로 손상된 남자들의 운동신경전도 속도는 10-37m/s 범위에 속합니다. 전도 차단과 후천적 만성 탈수초 다발신경병증에서 전형적으로 나타나는 일시적 분산과 연관되는 축삭 소실도 CMTX1에서 관찰됩니다.

유전 양상에 의해 보통 남자에서 여자보다 증상이 심하며, 보인자 여자들이 경증의 증상을 보이거나 무증상인 것과 달리 남자 환자는 중등도에서 중증의 증상을 나타냅니다. 증상은 유년기 후반에 발생하고 일반적으로 남자는 15세 이후이며 여자는 그보다 늦습니다. 특히 엄지두덩근육에서 눈에 띄는 근육 위축이 나타나는 손근육 위축 등이 임상 양상으로 나타납니다. 원위부 근육의 근력 약화와 위축은 하지도 손상시키고 청각 장애,

중추신경계 손상, 그리고 시각 및 청각유발전위 이상도 나타날 수 있습니다.

어떤 CMTX1 환자들은 일시적인 중추신경계 손상이 백질이상으로 나타나는데 조화 운동 불능, 말더듬증 혹은 혼돈을 동반합니다. 일시적 뇌병증도 감염, 운동, 혹은 고도 지역 여행과 함께 나타날 수 있습니다. 신경 생검에서는 대부분 축삭 손상과 양파망울을 포함하는 분절 탈수초를 보입니다.

CMTX2

CMTX2는 좀 더 드물게 발견되는 열성 유전 CMT로 Xp22.2 좌위의 돌연변이와 연관됩니다. 영아기에 발병하고 반사부전 및 휜 발을 보이며 여자 보인자는 영향을 받지 않지만 남자의 경우 정신지체를 나타냅니다. 신경생리학적 검사에서는 탈수초형 및 축삭 신경병증이 모두 나타납니다.

CMTX3

CMTX3은 열성 유전으로 염색체 Xq26.3-q27.1과 연관됨이 세 가족에서 보고되었습니다. 발병 시기는 3-13세이며 정신발달은 정상입니다. 진행 과정은 처음에 하지의 원위부 근육의 근력 저하와 원위부 건반사 저하를 나타내는데, 여자 보인자는 무증상이거나 휜 발을 가집니다. 전기생리학적 분석에서는 축삭 손상 및 탈수초 징후에 부합합니다(정중신경 운동신경전도 속도; 25-57m/s).

CMTX4

CMTX4는 열성 유전으로 Xq24-q26.1 좌위에 연관되고 CMTX1에 대립이라고 생각됩니다. 환자들은 영아기에서부터 원위부 근육의 근력 저하를 나타내고 환자의 60%에서는 청각 장애와 정신지체가 동반됩니다. 보인자인 여자는 무증상입니다. 운동신경의 전도는 정상이거나 경증으로 감소하고(정중신경 운동신경전도 속도; 33-56m/s) 감각신경의 전도 속도가 감소하며 신경 생검에서는 축삭 소실을 보입니다.

CMTX5

CMTX5는 열성 유전 및 반우성(표현형이 두 접합자 표현형의 중간인 것으로 예를 들면 빨간 꽃 × 흰 꽃 → 분홍 꽃)의 유전 양상을 보입니다. 원인 유전자가 알려져 있는 CMTX형의 두 가지 질병 중의 하나로, 염색체 Xq21.32-q24의 PRPS1 유전자 돌연변이에 의해 발병하는 것으로 보고되어 있습니다. 이 유전자는 진행성 보행 장애를 보이며, 발병 연령은 8-13세이고, 건반사 감소, 청력 저하 및 시각신경병증을 동반하며 여성 보인자는 영향을 거의 받지 않습니다. 신경생리학적으로는 낮거나 소실된 복합근육활동전위를 보이며, 축삭 신경병증과 가벼운 수초탈락(정중신경 운동신경전도 속도 43-51m/s) 신경병증과 부합됩니다.

샤르코-마리-투스 5형(CMT5형, HMSN V)

CMT5형 혹은 HMSN V는 유전적으로 이질적인 우성 유전 질병입니다. 원래 CMT5형은 종아리 근육 위축과 유전경직불완전마비 환자에서 보고되었으나 후에 MFN2 유전자에 돌연변이(His165Asp)가 있는 가족에서도 보고되었습니다. 종종 소실되는 발목반사를 제외한 건반사는 보통 남아 있거나 항진됩니다. 운동신경전도 속도가 감소하고 감각신경활동전위는 낮아집니다.

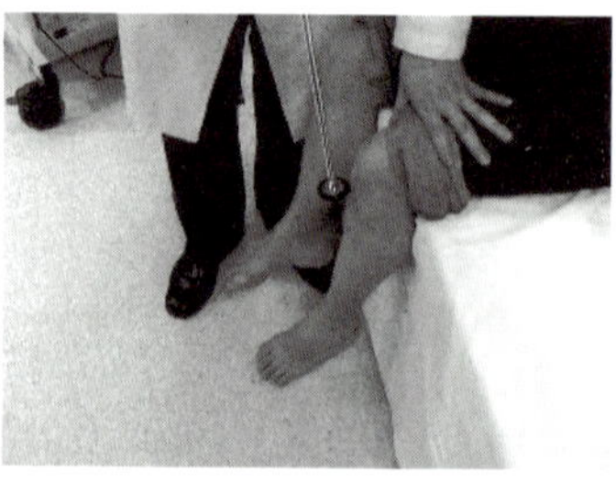
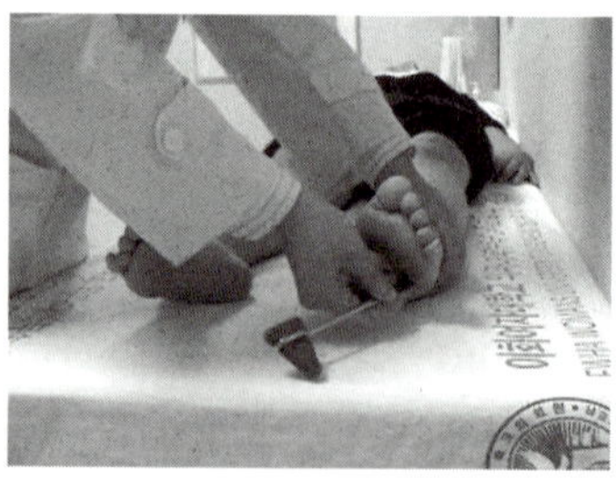

그림 38. CMT5형 환자에서는 건반사가 소실되지 않고 오히려 항진되는 것이 다른 CMT형과 구분되는 특징입니다. 왼쪽 사진의 환자는 무릎 건반사가 항진되어 있었고 오른쪽 환자는 바빈스키 반사가 항진된 소견을 보였습니다.

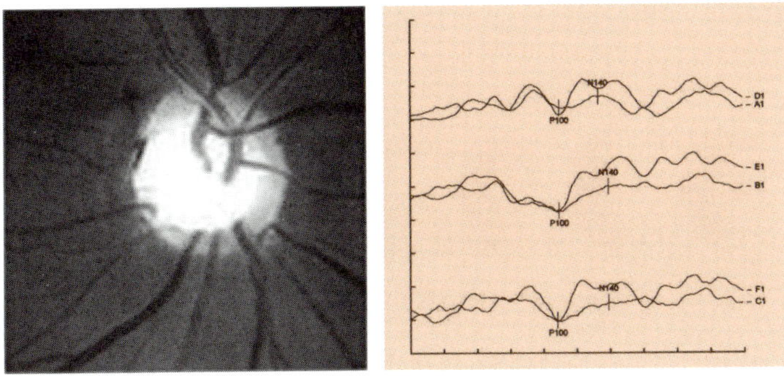

그림 39. CMT6형 환자에서 발견된 시신경 위축 소견. 왼쪽은 안저 검사 소견으로 시신경 위축이 있음을 알 수 있고 오른쪽은 시각유발전위가 소실됨을 보여줍니다.

샤르코-마리-투스 6형(CMT6형, HMSN VI)

HMSN VI 혹은 CMT6형은 시각신경위축과 연관됩니다. 최근 염색체 1p36.2에 위치한 MFN2 유전자의 돌연변이가 HMSN VI 환자에서 확인되었습니다. MFN2 돌연변이는 CMT2A 및 HMSN V와도 연관됩니다. MFN2는 미토콘드리아 GTPase로 레버 시신경위축증(Leber's hereditary optic neuropathy, LHON)과 보통염색체 우성 유전 시각신경위축(OPA1) 발생에 중요한 미토콘드리아 산화적 인산화 구성물 기능 이상과 관련이 있습니다. 또한 미토콘드리아 융합을 매개해 미토콘드리아 형태를 결정하는 융합/융해 균형에 영향을 줍니다. 임상적, 전기 생리학적 징후는 대개 1-10세에서 매우 빨리 나타납니다.

운동 신경전도 속도는 보존되거나 가볍게 느려집니다.

샤르코-마리-투스 연관 말초 신경병

압박마비취약유전신경병증(hereditary neuropathy with liability to pressure palsies, HNPP)

압박마비취약유전신경병증은 무통증의 일시적, 재발성, 국소성의 수초탈락 신경병증으로 염색체 17p11.2-p12의 PMP22 유전자 구역에 발생한 결실이 원인입니다. 이 질병은 CMT1A에 대립되는 것으로 점돌연변이들도 보고되었습니다. 압박마비취약유전신경병증은 10,000명당 1명의 유병률을 가집니다.

일반적이지 않은 사지의 자세 및 위치에 의해 발생하고 발병연령은 생후부터 성인기까지 다양하며, 운동의 징후가 우세하고 통증이 없는 운동성 약화 에피소드가 나타납니다. 통증이 없는 급작스런 비대칭 단일신경병증(종아리신경병증 혹은 위팔신경얼기병증)의 발병으로 나타납니다. 근력 저하는 수일 혹은 수개월 간 지속될 수 있으며 촉각 장애를 동반하고 휜 발이 두드러질 수 있으며 비대칭의 보행 장애나 종아리 비대를 보일 수 있습니다. 드물게 중추신경계의 탈수초화, 간대성근경련증, 혹은 발작근육 긴장 이상을 동반합니다. 압박마비취약유전신경병증 환자에서 코르티코스테로이드 처치가 효과적이었던 보고도 있었습니다. 신경생리학적 검사 결과, 대부분 정중신경에서 압력이 가해진 부위의 전도 차단을 동반하면서 신경전도 속도가 정상이거나 경증으로 저하되고, 말단잠시가 지연됩니다. 신경 생검에서 나타나는 전형적인 병리학적 양상은 소시지처럼 생긴 재수초 형성으로 토마쿨라(tomacula)라고도 불립니다. 이는 치밀하지 않은 수초 부위로, 이로 인해 수초의 구조적 완결성이 감소하게 되어 물리적 외상 등에 의해 쉽게 신경 손상을 받는 구조를 가지게 됩니다.

선천수초형성이상신경병증
(congenital hypomyelination neuropathy, CHN)

선천수초형성이상신경병증은 원래 병리학 용어로 수초 형성이 이루어지지 않는 독특한 말초신경 조직 소견을 의미했습니다. 선천수초형성이상신경병증으로 분류된 환자들은 신경전도 속도가 10m/s보다 낮은 것이 특징으로 보고되어 있으며, 신경 조직 검사는 데저린-소타스 증후군과 유사한 소견을 보이는 것으로 알려져 있습니다. 보통염색체 우성 유전을 하는 선천수초형성이상신경병증의 원인 유전자로는 PMP22, MPZ 및 EGR2가 보고되어 있습니다.

거대축삭신경병증(giant axonal neuropathy; GAN)

거대축삭신경병증은 신경세포에서 발현되는 새로운 세포골격 단백인 기각소닌(gigaxonin)의 돌연변이로 발생하는 보통염색체 열성 유전 질환입니다. 주로 랑비에 결절 주위에서 신경미세섬유 덩어리를 형성하여 축삭이 현저하게 팽창되고, 이로 인해 축삭 직경이 현저하게 증가되어 비정상적인 모양을 보이게 됩니다. 이러한 변화로 인해 심한 축삭 신경병증을 유발하게 되는 것입니다. 신경미세섬유의 이상은 환자들의 뇌에서도 발견되며, 이는 동반되는 정신지체의 원인으로 생각됩니다. 거대축삭신경병증 환자들은 머리카락을 포함하는 중간 크기의 미세섬유에도 이상이 발생하여 특징적인 꼬이기 쉬운 머리카락 섬유를 보이기도 합니다. 정확한 발병 기전은 알려져 있지 않지만 기각소닌 유전자 돌연변이가 축삭 수송에 변화를 초래하여 길이 의존적인 에너지 결핍으로 말초신경병증을 유발하는 것으로 추정됩니다.

유전운동신경병증 (hereditary motor neuropathy, HMN)

유전운동신경병증은 비균질적 질환군으로 말초 신경계의 운동 신경에만 관련되는 특성이 있습니다. 고전적인 척추근위축

증후군 같은 근위유전운동신경병증과 CMT와 비슷한 임상 증상을 보이는 원위유전운동신경병증으로 분류됩니다.

원위유전운동신경병증(distal hereditary motor neuropathy; 이하 dHMN으로 약함)은 하위 운동 신경원의 축삭만 선택적으로 손상되는 질환으로 샤르코-마리-투스병의 진행성 척수근위축증(progressive spinal muscular atrophy of Charcot-Marie-tooth disease) 혹은 원위척수근위축증(distal spinal muscular atrophy; distal SMA) 등으로 다양하게 불렸습니다.

dHMN은 진행성 근력 저하 및 소실이 감각신경 혹은 자율신경의 기능 이상 없이 나타나는 것이 특징입니다. dHMN은 임상적으로 CMT2형과 매우 비슷하지만 감각신경 이상 소견이 없습니다. 임상 및 유전학적 연구 결과에 기초했을 때 일곱 가지 아형의 dHMN이 보고되었습니다. dHMN I, II, V 및 VII 아형은 보통염색체 우성 유전이고 dHMN III, IV 및 VI 아형은 열성 유전 양상을 가집니다. 그러나 최근 연구들에 의해 이러한 아형들도 분자유전학적으로 비균질적임이 제시되었고 새로운 임상적 유전학적 개체들도 보고되었습니다. 열성 유전의 X-연관으로 전달되는 브라질 가족의 원위근육 위축이 보고된 바 있습니다. 근전도 검사 결과는 정상 운동신경전도 속도와 정상 감각신경 진폭과 함께 신경성 병변을 보입니다. 척수의 앞뿔(anterior horn)이 거의 단독으로 손상되기 때문에 장딴지 신경 생검은 대부분 정상입니다. 첫 증상들이 매우 빨리 나타날 수 있고 상지 말단이 우선적으로 손상됩니다.

클로닝 기법(원하는 DNA를 대량으로 만들어 내는 기법)이 도입된 이래로 dHMN에 대해 13개의 유전자좌와 7개의 질환 관련 유전자들이 발견되었습니다. 발견된 유전자 중 대부분은 RNA 대사, 유전 정보 번역, 스트레스에 대한 반응, 세포 사멸과 같은 생체 관리 기능에 관여하며 나머지 유전자들은 역방향 생존에 관여하는 단백질을 생산했습니다. 척수의 앞뿔에 있는 운동 신경은 큰 축삭을 유지하고 긴 거리를 이동하며 정확한 연결을 유지하는 데 높은 대사율이 필요하므로 이런 관리 단백질의 손상에 취약할 것으로 생각됩니다.

dHMN을 유전운동감각신경병증인 CMT2형과 구분하는 것은 쉽지 않습니다. 왜냐하면 CMT 환자들 중에 감각 신경 손상은 있지만 분명한 감각 증상을 호소하지 않는 경우가 흔히 있기 때문입니다. 따라서 dHMN을 진단하기 위해서는 전기생리학적 검사가 필수적입니다.

dHMN I

dHMN I과 dHMN II 아형은 각각 HSP27 유전자의 돌연변이와 연관되어 있어 HMN I과 II 유형의 중복을 가리킨다고 생각됩니다. dHMN I의 임상 징후는 보통 2-20세 사이에 나타나고 원위근력 저하 및 소실이 두드러집니다. 운동신경 전도는 정상이거나 경증으로 감소하고 감각신경의 진폭이 가볍게 낮아집니다.

dHMN II

dHMN II는 염색체 12q24.3과 7q11-q21에 각각 위치한 HSPB8/HSP22 및 HSPB1/HSP27의 과오돌연변이에 의해 유발됩니다. HSP22 혹은 HSP27의 과오돌연변이는 축삭의 세포 골격 및 수송의 기능 이상을 유발하여 dHMN의 병의 원인에 상응하는 운동신경세포 사멸의 원인이 됩니다. HSP27은 내열성 발달에 관여합니다. 임상 징후의 발병은 HMN I보다 늦게 나타나 15-20세 사이가 일반적입니다. 이 질병은 빠르게 진행하여 엄지발가락의 뻗침근을 시작으로 발뻗침근에서도 나타나는 근력 저하의 원인이 되고, 피라미드 트랙 징후는 보이지 않습니다. dHMN II와 CMT2L은 같은 염색체 부위의 동일한 HSPB8/HSP22 유전자 돌연변이와 연관되어 대가족에서 보고되었습니다. HSPB1/HSP27의 과오돌연변이는 dHMN II와 CMT2F 모두를 유발합니다.

dHMN III

dHMN III(dSMA3)은 IGHMBP2 유전자에 텔로머릭한(염

색체 끝부분에 반복적으로 존재하는 유전 물질의 특이한 형태) 염색체 11q13의 돌연변이에 연관되었으나 유전자는 아직 밝혀지지 않았습니다. 앞서, 레바논 dHMN III 가족 중 가장 중증으로 영향받는 구성원에서 6세에 보행 능력을 습득한 영아기 발병이 보고되었습니다. 횡격막저운동성이 호흡 불충분 없이 나타났습니다. 운동신경전도 속도는 정상이거나 가볍게 감소했고 복합근육활동전위는 낮았습니다.

dHMN IV

dHMN IV는 염색체 11q13과 연관되었습니다. 이 질병은 경증의 신경병증으로 20세 전후에 발병하고 X-ray 상 횡격막저운동성이 나타나거나 혹은 나타나지 않았습니다. 복합근육활동전위는 낮았고 운동신경전도 속도는 정상이거나 가볍게 감소했습니다.

dHMN V

dHMN V는 GARS 유전자 돌연변이가 원인입니다. dHMN V와 CMT2D는 같은 유전자 좌위에 위치했으며 염색체 7p15에 위치한 GARS의 과오돌연변이에 연관되었음이 HMN V와 CMT2D 가족들에서 발견되어 이 두 질병이 대립임을 확인할 수 있었습니다. 또한 같은 가족에서 두드러지고 공동 분리될 수 있음을 가리켰습니다. dHMN V(HMN5A) 환자에서는 보통 상지에서 엄지두덩근육을 비롯하여 근력 저하 및 위축이 우선적으로 시작되고 하지의 경직과도 연관되는데, 그럼에도 원위근육 위축은 대부분 다리에서 우세할 수 있습니다. 발병 시기는 보통 청소년기입니다. GARS처럼 아미노아실-tRNA(aminoacyl-tRNA) 합성효소도 단백질 생합성의 번역 과정에서 중요한 역할을 수행합니다.

dHMN V 혹은 Silver증후군(HMN5B)의 다른 유형은 동일하게 염색체 11q12-q14에 위치한 BSCL2 유전자 돌연변이와 연관됩니다. BSCL2 유전자 돌연변이는 dHMN I과 II에서처럼 대부분 엄지두덩 및 골간근육의 근육 위축을 동반하는 중증의 경직 마비를 포함합니다. BSCL2 유전자는 소포체(모든 세포 안에 존재하는 막상구조)의 막단백질이면서 RNA 수송에 관여하는 세이핀(seipin)을 암호화합니다. 돌연변이는 세이핀 당화를 저해하여 응집을 형성하게 되고 신경 손상 과정을 밟게 됩니다. BSCL2 돌연변이에 의한 HMN V의 운동신경전도 속도는 정상이거나 가볍게 감소하고 복합근육활동전위도 감소합니다.

dHMN VI

dHMN VI는 SMARD1의 동의어로 보통염색체 열성 유전이며 횡격막 마비가 나타나고 대부분 상지가 손상됩니다. IGHMBP2

를 암호화하는 원인 유전자는 염색체 11q13.2-13.4에 위치합니다. IGHMBP2 단백질은 세포의 세포질과 핵 모두에서 RNA 진행 과정과 동일하게 위치합니다. IGHMBP2 소실은 길이 의존적 축삭 손상을 높입니다. dHMN VI에서 복합근육활동전위는 보통 하지에서 감소하거나 소실되고, 신경전도 속도는 일반적으로 정상이거나 가볍게 감소합니다.

dHMN VII

dHMN VII (HMN7B)는 염색체 2p13에 위치하는 DCTN1 유전자의 돌연변이가 원인입니다. 다이넥틴(dynectin) 유전자의 과오돌연변이에 의해 다이넥틴 미세관 결합 도메인의 접힘 손상이 됩니다. 이런 이상은 말초신경계에서 미세관을 통한 다이넥틴 매개 수송에 영향을 줄 수 있어 운동신경병의 원인으로 작용할 수 있습니다. DCTN1 돌연변이를 가진 가족에서 조기에 왼쪽에서 좀 더 나타나는 양측 성대 마비로 인해 호흡 장애가 유발되었습니다. 얼굴 및 사지 근력 저하와 위축은 이후에 나타났습니다. dHMN VII 환자의 부검에서는 척수에서의 운동신경세포 손상과 축삭 소실이 관찰되었습니다.

유전감각신경병증
(hereditary sensory neuropathy; HSN)

유전성감각신경병증(HSN)은 유전성 감각 및 자율 신경병증(hereditary sensory and autonomic neuropathy; HSAN)으로도 알려져 있으며 임상적으로나 유전적으로 비균질적인 질환입니다. 이 질환들은 신경의 위축 및 손실에 의해 발생하며 말초감각신경 및 자율신경 손상이 현저하게 나타납니다. 발생 시기는 선천적이기도 하고 유년기에서 성년기 사이의 연령에 발생하기도 합니다. 최근에는 유전성감각신경병증을 유전 방식, 발병 연령, 그리고 임상 증상에 따라 분류하는데, 점진적인 감각 손실, 만성적 피부 궤양과 그 이외의 피부 손상들이 확실한 증상으로 나타납니다. 특발성 골절이나 신경병적 관절증이 합병증으로 빈번하게 발생하고 절단술까지 동반될 수도 있습니다. 자율신경의 양상은 아형에 따라 다르며, 원위부 근력 저하와 근육 손실이 있을 수 있는데 어떤 경우에는 CMT와 구분하기 어려울 정도로 그 정도가 심합니다. 전기생리학적 분석에서는 감각전도 속도의 감소가 모든 유형의 HSN에서 나타나는데 HSN V만이 예외적으로 전도 속도가 정상입니다.

최근의 분자유전학적 연구의 진전에 의해 지난 10년간 보통염색체 우성, 그리고 보통염색체 열성 유전성감각신경병증에 대한 일곱 개의 유전자좌와 여섯 개의 원인 유전자가 밝혀졌습니다. 이러한 유전자들은 지질 대사와 세포 내 소포낭 이동에 역할을 수행하는 것으로 보고되었고 전사 조절 인자, 신경 성장 인자(nerve growth factor, NGF) 및 수용체가 유전성감각신경병증의 원인 유전자로 제시되었습니다. 그럼에도 불구하고 이러한 유전자들의 돌연변이가 어떻게 유전성감각신경병증의 표현형으로 이어지는지에 관해서는 명확하게 밝혀지지 않았습니다.

HSN은 임상적으로나 유전학적으로 매우 이질적인 질환이지만, 유전 양상, 병리, 임상 및 신경생리학적 특성, 그리고 자율신경 기능 이상 유무에 따라 HSN I, II, III, IV, V의 다섯 아형들로 분류됩니다. HSN I은 보통염색체 우성 유전이고 HSN II, III, IV, V는 보통염색체 열성 유전입니다.

HSN I

HSN I은 염색체 9q22.1-q22.3의 SPTLC1 유전자의 돌연변이가 원인입니다. 유전자의 생산물은 등쪽뿌리(dorsal root)에서 발견되는데, 많은 세포 내 과정의 조절에 관여하는 스핑고리피드(sphingolipid)의 생합성에 중요합니다. 특정 단백질 대사 물질들이 응집되어 신경 손상의 기반이 이루어집니다. 느리게 진행하는 임상 증상은 보통 10-40대 이후에 발생하고 원위근력 저하 및 위축을 보이며 진동 감각은 보전되면서 통각 및 온도 감각이 소실됩니다. 통증 없는 부상으로 골수염과 괴사가 일어날 수 있습니다. 찌르는 듯한 중증의 통증은 상하지 말단과 몸통 모두에서 발생합니다.

등배신경절(dorsal root ganglia)과 운동신경세포의 퇴행성 변화가 진행하여 결국 감각 소실과 근쇠약 및 근위축을 초래하게 됩니다. 감각 소실이 뚜렷하기 때문에 궤양과 절단이 자주 발생합니다. 다른 유전성신경병증과는 달리 사지 원위부에서 쿡쿡 쑤시는 통증을 자주 호소하는 것이 감별 진단에 도움이 됩니다.

HSN II

HSN II는 모반병(Morvan disease)으로도 알려져 있습니다. 최근 염색체 12q13.33에 위치한 HSN2 유전자 돌연변이가 HSN II와 연관되었습니다. 증상은 10세 이전과 10대 사이에 발생하고 통각, 촉감 및 온도 감각 소실을 동반합니다. 경증의 근력 저하와 함께 발바닥과 손가락 궤양 및 건반사 소실도 나타납니다. 감각신경활동전이는 소실됩니다. 유아기부터 증상이 시작되어 절단이 흔하게 발생하며 자율신경계 증상이나 운동신경의 결손은 뚜렷하게 나타나지 않습니다.

HSN III

HSN III은 가족성 자율신경실조증 혹은 릴리데이증후군(Riley-Day Syndrome)으로도 알려져 있습니다. 이 질병은 거의 아쉬케나지 유대인 가족에서만 나타났습니다. 이는 염색체 9q31에 위치한 IKBKAP 유전자 돌연변이에 의해 유발됩니다. IKBKAP는 전사 과정에 중요한 역할을 합니다. HSN 중 가장 빈번한 이 질병의 증상은 출생 시 나타나며 근육 긴장 저하, 식이 장애 및 중추자율신경 기능 이상, 말초자율신경 기능 이상이 관찰됩니다. 눈물 흘림 이상 혹은 눈물 소실, 버섯모양 유두돌기, 위식도 역류, 만성폐질환, 온도 조절 이상 및 자세성저혈압이 HSN III에서 전형적으로 나타납니다. 감각 손상은 신경병관절병증, 손발톱주위염, 손가락 및 발바닥 궤양, 그리고 알아채기 어려운 병리학적 골절 및 샤르코관절의 원인이 될 수 있습니다. 다른 임상 양상으로는 통증의 무감각, 진동 및 온도 감각의 감소, 각막반사 소실이 있습니다. 빈번한 구토는 과잉의 땀분비에 따른 감정적 혹은 생리적 스트레스에 의해 유발될 수 있습니다. GT-간격의 지연, 실신, 경련, 조화운동 불능, 척주 측만, 성장 지연 및 조임근 조절 이상도 나타날 수 있습니다. 운동신경전도 속도는 정상이고 감각신경활동전위는 소실되거나 감소하며 감각신경전도 속도는 낮아집니다. 신경 생검에서는 비수초화 축삭의 소실과 보전된 굵은 수초화 축삭이 관찰됩니다.

HSN IV

HSN IV의 원인 유전자는 염색체 1q21-q22에 위치한 TRKA/NGF입니다. TRKA 유전자는 NTRK1로도 알려져 있으며 고친화성 신경 성장 인자 수용체를 생산합니다. TRKA 유전자 돌연변이는 NGF 신호전달 체계, 땀분비를 통한 온도 조절을 손상시키고 NGF 의존성 교감신경세포의 생존 및 기능의 장애를 유발합니다. 통증을 느끼지 못하는 임상 증상은 출생 시에 건조증, 온도 감각 저하 및 이상 고열로 나타납니다. 발바닥각화증, 사지 및 입술과 혀의 손상, 위축성손발톱, 두피감모증이 이후에 나타납니다. 경증의 정신지체와 과잉행동이 HSN IV 어린이의 전형적인 모습입니다. 감각신경전도 속도는 가볍게 저하되거나 정상 범위입니다. 피부 생검에서는 땀샘신경분포의 소실이 보입니다.

유해자극에 대해 무감각하고 정신지체로 인해 자해 행동을 보입니다. 무한증 때문에 유아 시절부터 반복적인 열병에 시달리지만 운동 장애는 없습니다. 전자현미경 검사에서 비수초화 섬유의 소실을 확인할 수 있습니다.

HSN V

HSN V는 일부 환자들에서는 TRKA/NGF 돌연변이와 연관되었고 다른 환자들에서는 염색체 1p13.2-p11.2 위치의

NGFB(NGF-beta) 돌연변이가 원인이었습니다. NGFB 유전자 돌연변이는 보통 TRKA 유전자의 경우와 다르게 덜 심각한 표현형을 나타냅니다. 이는 NGFB 유전자 돌연변이가 신경 성장 인자 기능을 완전히 없애는 것이 아니며 신경 성장 인자 기능에서 말초신경계 발달에의 기능과 중추신경계의 발달, 특히 정신발달 기능이 구분될 수 있음을 가리켰습니다. HSN V에서는 작은 수초화 섬유만 선택적으로 소실됩니다.

HSN IV와 HSN V는 대립 질병일 가능성이 높습니다. 오직 한 스웨덴 HSN V 가족만이 보고되었습니다. TRKA/NGF 유전자 돌연변이 환자는 가벼운 무한증을 동반한 통증에의 무감각과 중증의 관절 손상을 보이고 NGFB 유전자 돌연변이 환자는 최소한의 자율신경계 기능 이상을 나타냅니다. HSN IV와 HSN V 환자를 임상적으로 구분하기는 어렵습니다. 발한 장애는 HSN IV에서 좀 더 두드러집니다. HSN V 환자는 지적으로 정상이며 신경전도 검사 결과도 정상입니다.

4

샤르코-마리-투스병의 치료

개요

샤르코-마리-투스병을 일으키는 원인 유전자가 밝혀진 90년대 이후, 샤르코-마리-투스병에 대한 이해의 측면에서 많은 발전이 있었습니다. 안타깝게도 아직 샤르코-마리-투스병을 완치시킬 수 있는 방법은 없지만 앞으로 대세가 바뀔 수 있다고 낙관할 만한 이유들이 대두되고 있습니다. 샤르코-마리-투스병 연구가 드라마틱하게 진행된 것은 분자유전학 분야에서의 최근의 변화에 의한 것입니다. 우리는 샤르코-마리-투스병의 유전학적 원인을 몰랐던 시기에서 40개 이상의 원인 유전자들이 신경병증을 유발한다는 것을 알고 있는 시대로 넘어왔습니다. 또한 원인 유전자가 밝혀진 경우 유전자 내 돌연변이를 확인하는 것은 그다지 어렵지 않습니다. 우리는 현재 분자생물학 개혁의 중심에 서 있으며, 과학자들은 처음으로 변이 유전자와 비정상적 단백질들이 어떻게 샤르코-마리-투스병을 유발하는지에 대한 세포 내 기전을 밝혀낼 수 있게 되었습니다. 연구자들은 실제 샤르코-마리-투스병 환자와 같은 원인 유전자를 손상시킨 '형질변환생쥐'를 만들었으며 이런 동물들을 대상으로 실험하여 유전자 원래의 정상적인 기능을 밝힐 수 있었습니다. 비슷한 방법으로 말초신경이 특정 샤르코-마리-투스병의 원인 돌연변이를 가지도록 인위적으로 조작하거나 다른 종류의 형질 전환 동물을 만들어 질병 기전을 연구하고 샤르코-마리-투스병 치료법을 연구할 수 있게 되었습니다. 샤르코-마리-투스병 쥐나 생쥐 모델들은 특정 돌연변이에 대한 치료법을 찾는 방법론을 제시할 수 있으며, 유전신경병증에 대한 분자유전학적, 생물학적 지식과 정보의 축적 또한 새로운 치료법의 획득에 많은 도움을 주고 있습니다. 말초신경의 대사 과정, 수초화 과정, 수초화된 슈반세포와 축삭 사이의 상호작용 등에 관한 분자적 기전의 이해는 치료의 관점에서 매우 중요합니다. 또한 유전신경병증에 관한 분자생물학, 생리학 및 조직 배양 기술의 진보와 여러 형질 전환 동물 모델을 통한 기전 연구 및 약물 개발로 이제는 샤르코-마리-투스병 환자들에 대한 실제적인 치료법을 고려할 수 있게 되었습니다. 전 세계에서 CMT1A의 약물 임상 시험이 진행될 수 있었던 것도 쥐나 생쥐 같은 CMT1A의 동물 모델을 통한 실험 결과를 근거로 했기 때문입니다.

CMT 치료를 위한 약물

CMT1A는 17번 염색체 내에서 PMP22 유전자를 포함하는 1.4Mb 부위가 중복되어 발생하고 대부분 10대에 발병하여 길이 의존적인 신경병증이 진행됩니다. PMP22 유전자가 과발현되는 동물 모델에서도 유사한 수초탈락형 신경병증을 보였으므로 PMP22 유전자 중복이 발병 원인인 것으로 생각됩니다. 또한 PMP22 점 돌연변이를 가진 환자들에서도 같은 증상이 나타났습니다. 반면 동일한 1.4Mb 부위의 결손에 따른 PMP22 발현 감소는 국소적 근력 저하 혹은 감각 소실을 보이는 HNPP의 원인이 됩니다. 이러한 사실은 수초에 PMP22가 많고 적음에 따라 서로 다른 두 개의 질환이 유발됨을 보인 것입니다. 발현된 PMP22의 90%는 수초에 도달하기 전에 용해소체(세포의 노폐물을 분해 처리하는 역할)에 의하여 분해되기 때문에 기전의 규명은 좀 더 복잡할 것입니다. 그러나 최근 PMP22 mRNA(핵 안에 있는 DNA의 유전 정보를 세포질 안의 리보솜에 전달하는 RNA)의 양을 조절하여 CMT1A를 치료하는 방법이 고안되었습니다. 작은 억제 RNA(small inhibitory RNA; siRNA) 혹은 안티센스 올리고뉴클레오티드(antisense oligonucleotide)를 사용한 유전자 치료의 접근도 있으나 현재 효과가 증명된 방법이 없어 연구자들은 PMP22 mRNA 양을 조절하는 것으로 확인된 물질에 대한 연구를 주로 시행하고 있습니다. 이러한 물질 중 하나가 호르몬(예: 프로게스테론)입니다.

프로게스테론 길항제

CMT1A 쥐에 프로게스테론을 매일 주사하면 혈액 속의 PMP22와 MPZ가 증가하여 다리 신경의 수초를 손상시키기 때문에, 인위적으로 CMT1A 쥐를 만들 수 있습니다. 오나프리스톤(onapristone)은 프로게스테론이 제 역할을 수행하기 위해 필요로 하는 프로게스테론 수용체를 빼앗아 사용하는 프로게스테론의 경쟁 물질입니다. 그렇기 때문에 오나프리스톤을 CMT1A 질환의 쥐에 주사했을 때는 프로게스테론이 마음대로 활동할 수 없게 되어, 과도하게 많아졌던 PMP22 유전자가 다시 감소하고 부작용 없이 증상이 나아졌습니다. 이런 결과로 미루어 볼 때, 사람의 슈반 세포에 존재하는 프로게스테론 수용체를 더욱 자세히 연구한다면 이를 샤르코-마리-투스병 치료의 공략 포인트로 삼을 수 있을 것입니다. 이처럼 외부에서 경쟁 물질을 투여하여 문제 물질의 활동을 방해하는 방법은 간단하고 손쉬운 치료법이 될 수 있기 때문에 상당히 이상적입니다.

위에서 보인 대로 프로게스테론은 슈반 세포에서 PMP22가 만들어지는 것을 자극하는 물질이며, 이렇게 PMP22가 비정상적으로 축적되면 CMT1A 질환이 생깁니다. 좀 더 깊이 들어가면, PMP22가 만들어지는 것을 촉진하는 프로게스테론의 작용은 GABA-A 수용체의 도움을 받아 이루어질 수 있습니다. 그렇기 때문에 이 GABA-A라는 물질의 활동을 방해하면 샤르코-마리-투스병을 치료하는 효과를 나타내는지 살펴보는 연구가 필요합니다. 더 나아가 GABA-A에 대한 경쟁 물질과 프로게스테론에 대한 오나프리스톤을 동시에 투여하여 부가적인 효과를 연구하는 것도 새로운 치료법을 찾는 길이 될 것입니다.

아스코르빈산

아스코르빈산(ascorbic acid)은 비타민 C 영양제와 거의 동일한 물질입니다. 아스코르빈산을 슈반 세포와 후근신경절세포에 넣고 실험실에서 배양하여 신경세포가 자라는 데 어떤 역할을 하는지 시험해 본 결과, 말초신경계에서 '수초' 의 형성에 필수적이라는 사실이 확인되었습니다. 그래서 이러한 사실을 바탕으로 CMT1A가 생기도록 조작한 실험용 쥐에 아스코르빈산을 투여해 보았습니다. 그 결과 손상되었던 수초가 재생되는 등 병이 나아지는 효과가 있었고, 과도하게 증가되었던 PMP22 유전자의 양도 증상이 호전될 수 있을 만큼 감소했습니다.

아스코르빈산은 비타민 C로 이미 잘 알려진 물질이며 그 효능과 독성에 대한 연구가 오랫동안 진행되어 비교적 안전한 물질로 인정받고 있습니다. 아스코르빈산은 항산화 물질로 잘 알려져 있는데, 특정 유전자의 발현을 직접 조절하기도 합니다. 그러므로 아스코르빈산이 CMT1A에 어떻게 작용하는지 알 수 있다면 새로운 치료법을 개발하고 적용시키는 것이 가능할 수 있습니다. 동물 모델에서 얻어진 결과들도 매우 긍정적이기 때문에 아스코르빈산이 안전하고 저렴하면서도 좋은 치료약으로 적용될 수 있다고 생각됩니다.

위와 같이 실험용 쥐에서 아스코르빈산의 효과가 입증되기는 했으나, 사람과 실험용 쥐는 체내 대사 작용이 다릅니다. 그렇기 때문에 CMT1A 쥐에게 투여했던 것처럼 아스코르빈산을 일주일에 한 번씩 환자에게 투여하는 것은 충분하지 않을 것입니다. 이에 대해서 현재 미국에서 임상 연구가 들어가 있는 상태이며, 이탈리아에서도 8개 병원이 협력하여 222명의 CMT1A 환자에게 2년 동안 아스코르빈산을 주고 효과를 시험하는 임상 실험이 진행되고 있습니다.

커큐민

커큐민(curcumin)은 카레 향신료 심황에서 추출되는 물질로 세포 내에서 돌연변이로 인해 제 역할을 수행하기 어려워진 단백질이 소포체에서 세포질로 빨리 이동되도록 합니다. 이로 인해 변이 단백질이 독성을 일으키는 것을 감소시킬 수 있습니다. 이런 커큐민은 MPZ 혹은 PMP22 유전자에 돌연변이가 생겨 발생하는 CMT1B, 혹은 CMT1A에 도움이 될 수 있을 것입니다. CMT1A와 CMT1B에서는 해당 돌연변이들로 인해 단백질들이 소포체 안에서 축적되기 때문입니다. 인위적으로 MPZ 유전자에 돌연변이를 만들어 CMT1B와 같은 질병 상태로 만든 세포와, 역시 인공적으로 PMP22 유전자에 돌연변이를 가지도록 하여 CMT1A를 일으킨 생쥐의 세포에 커큐민을 처리했을 때 위와 같이 소포체에 축적되어 있던 변이 단백질이 원래 이동했어야 할 곳으로 움직이는 정도가 커지고, 세포 사멸도 감소하는 것이 관찰되었습니다. 또한, 축삭 크기와 수초의 두께가 증가함을 보였으며, 운동신경 능력은 투여량에 의존하여 향상했고 부작용은 보이지 않았습니다.

CMT1A 생쥐에 커큐민을 먹였을 때도 축삭의 크기나 수초의 두께가 증가하는 등 신경세포의 상태가 호전되고 실제로 신경조직에서 세포 사멸이 감소했습니다. 또한 운동 기능도 실제로 향상되었습니다. 커큐민의 효과는 투여량을 늘려감에 따라 효과도 같이 커졌고, 부작용은 없었습니다. 커큐민이 위장관을 통해 소화 및 흡수되는 정도는 낮았지만, 구강 투여 후 생물학적 이용 가능성을 나타냈고 신경조직 등 여러 조직 내로 측정이 가능할 정도로 섭취됨을 보였습니다. 그렇기 때문에 현재 커큐민은 MPZ 혹은 PMP22 유전자처럼 단백질을 변형시켜 제대로 이동하지 못하게 해 질병을 유발하는 유형의 CMT에서 치료 효과를 보일 것으로 기대되고 있습니다. 이와 같이 커큐민은 신경세포의 사멸을 유도하는 변이단백질의 독성 효과를 완화시키고 신경학적 상태의 호전을 이루어 심각한 신경병증 상태를 부분적으로 완화시키는 CMT 치료 방법으로 제시되고 있습니다.

뉴로트로핀-3

슈반세포는 신경 재생을 촉진하는 데 매우 중요한 성분들을 만든 후 주위에 제공합니다. 예를 들면, '신경세포-부착분자(N-CAM)'라는 신경세포 표면에 붙는 물질, '라미닌(laminin)'과 '피브로넥틴(fibronectin)' 등의 세포 바깥 성분, 그리고 여러 가지 신경 영양 인자 같은 것들입니다. 그러나 샤르코-마리-투스병에 의해 돌연변이가 발생하면 슈반세포가 신경 재생을 위하여 이와 같은 중요한 지원을 제공할 수 없게 됩니다. 실제로 CMT1A의 신경은 돌연변이가 생긴 슈반세포 때문에 신경 재생이 잘 되지 않았고, 비정상적인 슈반세포와 신경세포가 상호작용한 부산물인 신경미세섬유가 증가했습니다. 그러므로 돌연변이에 의해 제공이 제한된 신경 영양 인자들을 외부에서 투여해 준다면 CMT1A 질환이 호전되는 것을 기대해 볼 수 있을 것입니다.

슈반세포에서 만들어지는 뉴로트로핀-3(neurotrophin-3)가 손상된 신경 말단의 슈반세포를 성장하게 하고 신경 재생에 좋은 환경을 조성하며, 인슐린 유사 성장 인자(insulin-like growth factor; IGF) 및 혈소판유래 성장 인자(platelet-derived growth factor-BB; PDGF-BB)와 같은 성장 인자들과 상승적으로 작용한다는 가정 하에 진행된 실험이 있었습니다. 이 실험 결과, 뉴로트로핀-3가 돌연변이로 인하여 성능이 나빠진 슈반세포의 기능을 증진시켰고, 이에 따라 신경의 축삭 재생과 수초화가 점점 좋아지게 되었습니다. 미국에서 CMT1A 환자들을 대상으로 실시한 뉴로트로핀-3의 임상 실험에서도 환자들의 신경섬유가 더욱 수초화되어 감각 증상이 많이 호전되는 모습을 볼 수 있었습니다.

신경 영양 인자

최근 몇 년간 여러 종류의 신경 영양 인자들이 샤르코-마리-투스병을 포함한 신경 손상 질환에 이용되었습니다. 사용된 신경 영양 인자에는, 포유류에 존재하는 뉴로트로핀들(신경 성장 인자, 뇌-유래 신경 영양 인자[brain-derived neurotrophin factor; BDNF], 뉴로트로핀-3, 뉴로트로핀-4/5), 신경세포를 지지하는 아교세포에서 나오는 신경 영양 인자들(뉴투린[neurturin], 아르테민[artemin], 신경아교세포계-유래 신경 영양 인자[glial cell line-derived neurotrophic factor; GDNF]), 그리고 섬모 향신경성 인자들(백혈병 억제 인자[Leukemia inhibitory factor; LIF], 카디오트로핀[cardiotrophin 1; CT-1], 카디오트로핀 유사 사이토킨[cardiotrophin-like cytokine; CLC], 인터루킨[interleukine-6; IL-6])의 세 종류들이 있습니다.

운동 치료 및 보조기

샤르코-마리-투스병에 걸린 환자들은 운동을 하는 것이 좋은지 하지 않는 것이 좋은지에 대해서 여러 의견을 듣게 됩니다. 수년 동안, 의사들은 샤르코-마리-투스병 환자들에게 운동이 병을 더 급속하게 진행시키거나 근육 혹은 관절에 손상을 유발할 수 있다고 조언하기도 했습니다. 운동이 질병의 진행을 천천히 할 수 있는지 없는지, 운동에서 다른 효과도 얻을 수 있는지, 어떤 종류의 운동이 가장 효과적인지에 관한 대답은 아직 확실하게 마련되지 않았습니다. 지금까지 샤르코-마리-투스병과 운동의 연관성에 대해 의학적으로 입증된 사안들이 있음에도 불구하고 아직 명확한 결론으로 연결되지는 않았으며, 운동의 유용성에 관한 연구는 계속 진행되고 있습니다. 하지만 실제 환자들의 관찰을 통한 임상 경험상 운동은 샤르코-마리-투스병의 증상을 호전시킬 수 있는 효과적인 방법의 하나라고 생각됩니다.

샤르코-마리-투스병 환자에게 운동이 안전한지를 고려할 때는, 운동으로 효과를 볼 수 있는 가능성을 조사하는 것이 도움이 됩니다. 운동을 통해 산소의 이용도와 운동 능력을 향상시키는 등 일상생활을 포함한 모든 활동의 수행 능력을 증가시킬 수 있습니다. 샤르코-마리-투스병은 근육 기능에 직접 영향을 미치지 않기 때문에, 운동에 의한 근육의 피로가 잘 회복되지 않을 것이라는 생각으로 운동을 기피할 필요는 없습니다. 샤르코-마리-투스병에서 근육의 부상, 운동 스트레스 그리고 근육 활동에 따른 부산물들의 축적으로부터 회복에 작용하는 단백질들의 변화를 나타내는 증거는 전혀 없습니다. 샤르코-마리-투스병 환자들은 앉아 있고, 운동하지 않는 생활 방식을 가진 사람들과 같은 일반적 건강 위험 요인들을 가집니다. 이는 신체적 활동성이 없음에 따른 당뇨, 심장병, 고혈압 또는 뇌졸중의 위험성이 높아질 가능성이 동일하다는 것을 의미합니다.

이 같은 사실을 염두에 둔 후에는 샤르코-마리-투스병 환자들이 운동을 하면서 어떤 것을 피해야 하고 어떤 것을 지켜야 하는지 질문이 생길 수 있습니다. 만일 심장 문제, 숨 가쁨, 통제가 안 되는 고혈압이나 당뇨가 있는 환자라면 운동은 위험할 수 있고 주치의의 평가 없이 시작해서는 안 됩니다. 만일 보조기를 사용하고 있거나 건강한 성인의 15% 미만으로 근력이 감소한 정도의 정형외과적 제한을 둔 정도라면, 운동이 가능하고 도움이 될 수 있습니다. 환자가 운동에서 얻는 이익을 높이고 운동 시에 부상을 입지 않도록 하는 프로그램을 만들기 위해서는 적절한 조절 및 적응이 있어야 합니다.

지금까지 몇몇 연구에서는 샤르코-마리-투스병 환자들에서 등척성 운동의 효과를 과학적으로 조사하여 보고했습니다. 대부분의 이러한 연구는 신경근육병 환자를 비롯한 여러 질병의 환자들에서 특정 운동 프로그램에 따른 일반적 효과 및 긍정적 효과를 측정한 것이었습니다. 한 연구는 27명(이 중 여덟 명은 샤르코-마리-투스병)을 대상으로 팔다리에 저-중등도의 트레이닝을 시행한 결과를 측정했고, 12주 후에 모든 환자에게서 힘이 향상되었음을 보여주었습니다. 12주의 등척성 운동 프로그램에 샤르코-마리-투스병 환자 20명이 참여한 결과에서도 모든 환자에서 근력 증가, 일상생활 수행 능력 향상, 체중 향상, 근육섬유의 확장 및 비대(근육 생검을 통해 확인)가 관찰되었습니다. 또 다른 연구에서 샤르코-마리-투스병 및 근육긴장퇴행위축 환자들에게 24주의 재택 등척성 운동을 실시했습니다. 그 결과 샤르코-마리-투스병 환자들에서는 근력이 향상되었고 일상생활 수행 능력도 높아졌습니다. 근육 쇠약 또는 손상을 나타내는 혈중 근육효소가 증가하지 않아 운동으로 인한 근육 손상은 없었음을 나타냈습니다.

이런 정보들은 운동이 샤르코-마리-투스병 환자들에게 힘의 세기와 기능을 향상시킬 수 있고 병을 완화시킬 것이라는 근거를 제공했습니다. 힘의 세기와 기능을 향상시키는 것 이외에 운동이 샤르코-마리-투스병 환자들에게 미치는 효과는 어떤 것이 있을까요? 샤르코-마리-투스병 환자들도 일반인들과 같이 운동을 통해 심장 기능을 향상시키고, 심장병과 당뇨병의 위험 요인을 감소시키고, 체지방률을 감소시켜 전반적인 건강을 증진시킵니다. 어느 연구에 의하면, 샤르코-마리-투스병 환자들은 높은 체지방률, 비만, 약한 운동부하로 인해 심장병의 위험이 높을 수 있었습니다. 이 연구에서는 샤르코-마리-투스병 환자들이 일반인들의 3.5배에 달하는 제2형 당뇨병을 가진다고 했습니다.

그러므로 샤르코-마리-투스병 환자들을 위한 중등도 운동은 이러한 관점에서 필요합니다. 운동 프로그램으로부터 큰 효과를 얻기 위한 정확한 방법이 아직 명확하지 않지만 경미한 샤르코-마리-투스병 환자들은 증상이 심한 환자들보다 운동 프로그램 효과가 더 좋았습니다. 강도가 너무 높은 운동 프로그램은 기계적 혹은 정형외과적인 손상을 더 유발시키는 것으로 보입니다. 높은 강도의 프로그램을 열 명의 신경근육병(이 중 두 명은 샤르코-마리-투스병) 환자에게 12주 이상 실시한 결과는 근력에 있어 다소 부정적인 효과를 보여주었습니다. 가장 좋은 결과를 주는 프로그램은 일상생활의 활동 기능을 향상하는 쪽으로 계획하는 것입니다.

일상생활의 수행 능력 평가를 기초로 하여 샤르코-마리-투스병 환자의 개인 운동 프로그램을 만드는 일이 가능합니다. 샤르코-마리-투스병 환자에게 적절한 운동 프로그램을 디자인하기 위한 연구도 있었습니다. 이는 의자에서 일어나기(앉았다 일어나기), 누웠다가(반듯하게 눕기) 앉기와 같은 몇 가지 간단한 일상생활의 활동을 일정 시간 동안 반복 수행하는 내용을 포함하고 있습니다. 또한 안전하고, 편리하고, 효과적이며, 저렴하고, 계획과 시행이 쉬운 개개인의 프로그램을 개발하는 것을 목표로 합니다.

샤르코-마리-투스병 환자들의 운동에 관해서는 아직 답이 나오지 않은 문제들이 많이 남아 있습니다. 대부분의 연구들은 CMT1A 환자들에서만 시행되었으며 꾸준한 운동의 긍정적 효과를 확인하기 위하여 1년 이상의 운동 프로그램 연구를 진행한 예도 없었습니다. 규칙적인 운동 프로그램을 통해 근력 저하를 지연시킬 수 있는지 확인하기 위한 소규모 연구가 진행 중에 있기는 하지만 샤르코-마리-투스병에 걸린 아이들에게서 규칙적인 운동과 활동의 효과를 관찰한 연구는 없었습니다. 그리고 샤르코-마리-투스병 환자에게 심장병과 당뇨병의 위험성이 높을 가능성에 대해서도 더 많은 연구가 필요합니다. 샤르코-마리-투스병에 이러한 질병 위험 인자의 감소를 막거나 방해하는 요소가 있는 것일까요? 아니면 근력 저하에 따른 샤르코-마리-투스병 환자의 활동 부족이 심장병이나 당뇨병의 위험도를 높이는 것일까요? 이러한 질문들에 대한 해답은 아직 없지만 샤르코-마리-투스병 환자들은 정형외과적인 손상을 피해 특정 근육 약화 패턴을 조심스럽게 다루는 개인 운동 프로그램을 사용하는 등 가볍게 운동하는 것은 필요할 수 있겠습니다.

샤르코-마리-투스병 환자에게는 근력 저하 및 근육 손실의 정도에 따라 다른 종류의 보조기들이 권장됩니다. 발처짐이 심해진 경우에는 탄소섬유수지, 실리콘같이 가벼운 소재로 맞추어 안정적이고 욕창을 방지할 수 있도록 제작된 발목-발 보조기가 필요합니다. 신발 안에 장치하는 예전의 이중 금속 발목-발 보조기는 너무 무거울 수 있습니다. 대부분의 환자들은 고정기를 효율적으로 사용할 수 있게 하기 위해 단기간의 재활 요법을 필요로 합니다. 최근에는 보조기와 관련된 공학기술의 눈부신 발달로 인하여 가볍고 착용감이 좋으며 편리한 제품들이 많이 나왔습니다. 뿐만 아니라 개인의 상태에 맞는 맞춤형 보조 기구의 사용은 샤르코-마리-투스병 환자들의 생활의 질을 상당히 높여줄 수 있습니다.

유전 상담

전문적인 유전 상담은 유전신경병증 환자와 그 가족들을 관리하는 데 대단히 중요한 요소입니다. 이러한 상담을 위해서는 질환에 기반을 두는 유전적 신경학적 양상에 대한 많은 지식을 필요로 합니다. 그러므로 신경과 의사들은 유전학 전문가를 포함하여 신경근육 질환에 대한 여러 전문 분야에 광범위하게 접근하는 것이 필요합니다. 예를 들어 정신의학, 물리요법, 작업요법 및 정형외과학적 도움은 환자에게 많은 유익을 줄 수 있습니다. 또한 유전학자와 유전 상담가가 유전신경병증 환자들에 대한 신경근육 측면의 진료 효과를 증진시킬 수 있습니다.

충분한 유전 상담은 유전신경병증 환자들의 관리에 매우 중요한 요소입니다. 유전 상담의 기본 개념은 비지시적 접근의 상담이 유전병 진단 시 나타날 수 있는 복잡한 문제를 다루는 데 가장 효과적이라는 것입니다. 환자들은 가족계획을 포함하여 결정해야 할 다양한 문제들 때문에 많은 정보를 찾게 됩니다. 산전 검사, 착상 전 진단, 정자 및 난자의 공여, 입양, 그리고 어떤 검사도 받지 않고 아기를 가지는 것과 아이를 포기하는 것까지 모든 방법의 선택이 상담 범위이며 환자들이 그들의 믿음, 가치, 문화 그리고 생활양식에 적합한 결정을 하도록 도울 수 있습니다. 그러나 의사가 "어떻게 하시겠습니까?"라고 질문해야 하는 상황에서는 이러한 비지시적 접근이 어렵습니다. 이러한 질문에 조언하게 되더라도 해당 조언이 환자에게 있어 가장 효과적인 해결책이 아닐 수도 있다는 것을 인식해야 합니다. 비지시적 상담은 어떤 결정이 자신의 생활에 가장 좋을지 아는 것은 환자 본인이라는 것을 염두에 두고 이루어지게 됩니다.

착상 전 산전 진단

유전질환이 다음 세대로 이어질 위험이 큰 부부들은 자녀들이 비정상적인 표현형을 가지지 않고 태어나게 할 수 있는 방법에 관심이 많습니다. 현 단계에서 샤르코-마리-투스병 환자 가족에서 원인 유전자를 발견한 경우에, 착상 전 산전 진단은 샤르코-마리-투스병이 다음 세대에 대물림되는 것을 차단할 수 있는 매우 효과적인 방법이 될 수 있습니다. 과거에는 자녀를 가지지 않거나 생식세포 공여 혹은 입양, 그리고 산전 진단을 통한 선별출산 정도가 선택할 수 있는 방법이었습니다. 태아가 특정 질환을 가지지 않은 상태임을 확인할 수 있게 하는 방법론은 개인적인 윤리 의식과도 연관성이 있습니다. 산전 진단은 체외수정(IVF)과 체외배아배양 방법의 기본적인 기술을 통해 이루어집니다. 보통 수정란은 세포분열이 일어나 수정 후 3일에는 8세포기(수정란이 하나에서 여덟 개로 나누어짐)가 되는데, 포배기(분열을 계속하여 세포수가 많아졌을 때 배 내부에 빈 공간이 생기고 이곳에 자궁에서 스며든 액체가 채워지는 시기)에 다다를 때쯤 태아로 예정된 세포를 분리하여 확인합니다. 산전 진단은 난모세포(난자 형성 과정 중 난소 내에서 분열 증식을 정지하고 성장기에 들어간 세포)나 발달 중인 배아 어느 한쪽에서 얻은 시료에 대한 생검이 필요합니다. 생검을 통해 얻은 시료에서 중합효소연쇄반응(PCR: DNA의 원하는 부분을 복제 · 증폭시키는 방법)이나 형광접합보인법(FISH: 형광물질을 원하는 곳에 부착시켜서 원하는 무언가가 어디에 나타나는지 알아보는 방법)으로 유전병을 검사하고 정상 배아만을 골라 자궁으로 옮깁니다. 정확성이 떨어지기는 하지만 제1, 제2 극체(난자가 성숙하면서 분열하는 과정에서 만들어지는 작은 세포)를 생검하여 결과를 진단에 사용하기도 합니다. 가장 널리 사용되는 것은 3일된 배아로부터 하나의 세포를 검사하는 것입니다. 아직 샤르코-마리-투스병 환자에게는 적용된 예가 적고 범위도 좁아 효과를 입증하기에 충분하지 않으나 최근 몇몇 CMT1A 부부에게 산전 진단이 유용하게 활용된 사례가 보고되었습니다. 건강하고 질환에 영향받지 않은 배아가 자궁에 착상했는지를 확인하는 데는 형광물질을 이용한 PCR 검사가 이용됩니다. 아직 입증할 수 있는 자료는 없으나 이론적으로 다른 아형의 샤르코-마리-투스병을 유발하는 과오돌연변이들에 대해서도 다중 PCR을 통해 감별하는 것이 가능합니다.

통증 조절을 위한 약물 치료

샤르코-마리-투스병 환자들 중에는 손발에 강한 통증을 느끼게 되는 신경병증성 통증이 나타나는 경우가 있습니다. 신경병증성 통증은 치료가 꽤 어려울 수 있고 대개 혼합 치료를 권장합니다. 이용할 수 있는 신약이나 현재 널리 알려진 약들 중 효과적인 몇 가지 약물들은 다음과 같습니다.

국소 작용 약품들

리도카인(lidocaine)과 프릴로카인 유제(prilocaine emulsion)는 신경병증성 통증 치료에 국소적으로 사용되고, 발 표면처럼 직접적인 접촉이 있는 부위에 우선적으로 효과를 나타냅니다.

삼환계 항우울제

아미트리프틸린(amitriptyline), 노르트립틸린(nortriptyline) 및 데시프라민(desipramine)은 저가의 효과적인 약물이며 이 중 아미트리프틸린이 가장 빈번하게 사용됩니다. 신경병증성 통증 조절을 위한 용량은 우울증에 적용되는 용량과 비교하여 매우 낮습니다. 환자들은 일반적으로 취침 시간에 소량을 복용하기 시작하는데 효과적임이 입증될 때까지 아니면 독성을 유발하기 전단계까지 양을 증가시킵니다. 주된 부작용은 기립성 저혈압(일어설 때 혈압이 낮아짐), 건조한 입, 요폐, 착란 상태, 졸림(심한 형태의 졸음) 등입니다. 또한 심장성 부정맥(비정상적 심장주기)의 위험이 증가할 수도 있습니다.

항간질제

가바펜틴(gabapentin)은 최근 신경병증성 통증의 치료제로 식약청에 의해 승인된 항경련제입니다. 가바펜틴의 활성 메커니즘이 확실하지 않지만 신경 전달 물질 감마-아미노부티르산(neurotransmitter gamma-aminobutyric acid, GABA)의 전구체처럼 생겼고 뇌 시냅스에서 GABA 관련 물질을 증가시키는 것이 관찰되었습니다. 또한 신경세포로 칼슘 이온의 유입을 감소시킨다고 생각되었습니다. 주된 부작용(어지럼증, 보행 문제 및 졸림)은 대개 치료한 지 10일 후에 사라지고 복용량을 천천히 증가시켜 부작용을 최소화할 수 있습니다. 하지만 신부전증에서는 금기해야 합니다.

라모트리진(lamotrigine)은 전압 의존성 나트륨 통로(voltage-gated sodium-channels)를 억제하면서 작용하고 HIV 관련 통증성 신경병증에 효과적인 것으로 알려졌습니다. 보통

200-500mg/일의 용량을 두 번에 나누어 복용하는데, 50mg으로 시작하여 2주마다 50mg씩 증량합니다. 과민증을 막기 위해 양을 천천히 늘려가야만 합니다. 부작용에는 어지럼증, 조화운동 불능(근육의 조화로운 조절이 소실됨) 및 메스꺼움이 있습니다. 피부 발진이 나타나면 더 심한 알레르기 반응이 나타날 수 있기 때문에 복용을 멈추어야 합니다. 다양한 장기 손상 또는 혈액 질환(혈액 응집을 유발하는 질환)도 드물게 일어날 수 있습니다.

카바마제핀(carbamazepine)은 주로 삼차신경통(얼굴에 삼차신경통증이 나타나는 상태)에 이용되지만 다른 통증성 신경병증에도 사용됩니다. 200-400mg을 매일 2-3회에 걸쳐 복용합니다. 가장 흔한 부작용으로는 현기증, 조화운동 불능, 소화불량이 있으며, 용량을 서서히 증가시키면 막을 수 있습니다. 개인 특이적인 과민증으로 인해 발생할 수 있는 무과립구증(백혈구 수가 저하됨)과 재생불량성빈혈(골수가 혈액세포의 생산을 멈추는 질병) 등의 혈액 질병을 방지하기 위해 전혈구수를 주의깊게 살펴야 합니다.

프레가발린(pregabalin)과 둘록세틴(duloxetine)은 신경병의 통증 치료제로 널리 사용된 약물입니다. 프레가발린은 앞에서 언급한 여러 다른 약물들처럼 원래 항간질제로 개발되었고 침해성 통증(아픈 자극과 연관된 통증)을 치료하는 데 효과적임이 발견되었습니다. 둘록세틴은 항우울제이며 신경병의 통증도 감소시킵니다.

현재 시도되는 치료적 접근

유전자 치료

유전자 치료는 질병의 치료를 목적으로 체세포(생식세포를 제외한 동식물을 구성하는 모든 세포)에 생물학적인 대체 유전물질을 삽입하는 방법입니다. 유전자 돌연변이에 의해 발생하는 샤르코-마리-투스병에서 유전자 치료는 큰 의미를 가질 수 있습니다. 10년 이상 광범위하게 진행된 유전자 치료 연구는 신경퇴행질환들의 치료법 개발을 더욱 발전시켰습니다. 일반적으로 유전자 치료의 접근 방식은 두 가지입니다. 첫 번째는 병변이 발생한 슈반세포나 신경세포의 원인 유전자에 대하여 특정 벡터(유전인자 운반체)를 사용해 유전자 전달 체계를 개발하는 것이고 두 번째는 신경병증과 신경퇴행질환을 치료하기 위해 유전적으로 가공된 구조물을 수용하는 방법을 개발하는 것입니다.

• 전달 체계

대부분의 유전자 치료에 사용되는 전달 체계는 '트로이의 목마'와 같이 복제 과정이 손상된 바이러스를 사용하여 슈반세포나 신경세포에 치료 구조물을 주입하는 것입니다.

• **유전자 치환**

유전자 치료에서 단순한 '기능 소실(loss of function)'에 의한 신경병증의 원인 유전자는 주된 표적이 될 수 있습니다. 이는 비정상적이고 유독한 '기능 습득(gain of function)' 기전을 고치는 것보다 단일 유전자를 치환하는 것이 치료에 더 효율적일 수 있기 때문입니다. 상염색체 열성 유전의 샤르코-마리-투스병이 이런 단순한 유전자 치환에 적합한 후보로 주목되고 있습니다. 다른 열성 질환들처럼 대부분의 CMT4형은 정상 유전자의 '기능 소실'에 기인하는 것으로 생각됩니다. 또한 이러한 유전자 치환은 분명하게 '기능 소실' 기전에 의한 것으로 보이는 우성 유전의 샤르코-마리-투스병에도 적합한 것으로 생각되는데, 가장 대표적인 예가 PMP22 유전자 결실에 의해 발생하는 압박마비취약유전신경병증입니다.

• **유전자 양의 감소**

샤르코-마리-투스병 중 가장 많은 빈도로 발생하는 CMT1형은 PMP22의 증가가 병의 발생 원인입니다. 그러므로 CMT1A에 대한 유전자 치료는 PMP22 mRNA나 단백질 양을 감소시키는 방향으로 접근해야 합니다. 최근 대두되고 있는 방법은 전사 후 유전자 침묵 방법(posttranscriptional gene silencing)으로 작은 억제 RNA(small inhibitory RNA; siRNA)나 이중가닥 RNA(double-strand RNA; dsRNA)가 CMT1A 환자의 PMP22 mRNA를 감소시키기 위해 이용될 수 있을 것입니다. 또한 리보자임(효소활성을 가진 RNA)이나 안티센스 올리고뉴클레오티드(antisense oligonueleotide)로 알려진 촉매성 RNA 분자를 사용할 수도 있습니다. 실제로 PMP22 mRNA에 대한 안티센스 올리고뉴클레오티드에 촉진자를 붙여 특정 수준의 PMP22 mRNA에 의해 신경병증 형질을 가지는 형질 전환 생쥐를 제작하고 테트라사이클린(tetracycline: 항생제의 일종)을 먹이로 투여하여 발현을 조절할 수 있었습니다.

미토콘드리아 기능 연구

미토콘드리아 이상은 알츠하이머병, 파킨슨병, 강직하반신마비를 포함한 많은 신경퇴행질환에서 발견되었습니다. CMT2A의 원인이 되는 MFN2는 미토콘드리아 외막에 위치하며 미토콘드리아 융합을 매개하는 다이나민 유사 GTPase(dynamin-like GTPase)입니다. 미토콘드리아 사립체는 융합과 분열 상태가 반복되는 매우 유동적인 형태로 존재합니다. 미토콘드리아가 키네신들에 의한 직선적 수송을 거치려면 먼저 융합되어야 합니다. 덧붙여 MFN2 돌연변이는 세포에 에너지를 공급하거나 세포자멸사(apoptosis)에 관여하는 등의 정상적인 미토콘드리아 기능을 손상시킵니다.

글루타치온 전이효소(Glutathione transferase)로 생각되는 GDAP1의 돌연변이는 CMT4A를 유발합니다. GDAP1 역시 핵에서 암호화되고 신경세포에서 다량 발현되는 미토콘드리아 사립체 관련 단백질입니다. 또한 포유류의 글루타치온 전이효소군은 산화적 스트레스의 2차 대사산물을 불활성화시키는 데 관여합니다. 미토콘드리아에 대한 GDAP1의 기능은 현재 밝혀진 바가 없으나 미토콘드리아 기능과 관련된 연구는 적어도 어느 한 형태의 샤르코-마리-투스병에 대해서는 치료법 개발에 중요한 연구가 될 것입니다.

축삭 수송의 회복

세포체로부터 축삭까지 직선적 수송은 분자적 운동원인 키네신(kinesin)에 의해 매개됩니다. 키네신들은 미세관의 하행로에 특이 수송물을 이동시키는 유전자군입니다. 재저장하거나 재사용할 물질을 신경 말단에서 세포체 방향으로 이동시키는 운동신경 축삭의 신속한 역수송은 다이네인-다이넥틴(dynein-dynactin) 복합체에 의해 실행됩니다. 그러므로 미토콘드리아의 축삭 수송 손상은 CMT2A에서도 병리 기전으로 작용한다고 생각됩니다. 축삭 수송 손상은 다른 신경퇴행질환들의 길이 의존적 축삭 손상에서도 원인을 제공할 수 있으므로 축삭 수송의 회복은 여러 아형의 샤르코-마리-투스병에서 접근 가능한 치료법이 될 것입니다.

RNA 가공 과정 조절

전사 과정 다음에는 대규모의 RNA 가공 과정이 일어납니다. 초기 RNA는 스플라이싱(splicing: 엑손들만 모으는 과정) 후 핵에서 리보좀(단백질을 만드는 장소)으로 이동하기 전에 5' 말단에 캡(cap)을 붙이고 3' 말단에 폴리알라닌(polyalanine) 꼬리를 붙입니다. tRNA(transfer RNA)들은 리보좀에서 형성되는 단백질에 특이적인 인식 아미노산을 붙여줍니다. 이러한 일련의 과정에 이상이 발생하면 말초신경계뿐만 아니라 다른 모든 세포들에 심각한 손상을 유발할 수 있습니다.

슈반세포와 축삭의 상호작용 유지

슈반세포와 축삭의 상호작용은 정상적인 축삭 기능에 필수적인데, 축삭 기능 이상을 유발하는 유전성 수초탈락 신경병증에서 손상되는 경우가 많습니다. 이러한 손상은 신경미세섬유 밀도 및 인산화 수준의 변화와 비정상적 축삭 수송을 포함합니다. 그렇기 때문에 축삭 손상은 처음의 탈수초보다 더욱 심한 기능

이상을 유발합니다. 탈수초성 샤르코-마리-투스병의 치료법 개발에서는 슈반세포와 축삭과의 상호작용을 유지하는 측면으로 주목하는 것이 중요할 것입니다.

지금까지 샤르코-마리-투스병이란 무엇이며 그 증상 및 진단 방법 그리고 최근에 제시되고 있는 치료 방법에 관하여 정리해 보았습니다. 샤르코-마리-투스병은 증상의 정도에는 차이가 있지만 유전적 결함과 병의 발생은 직접적으로 연관되어 있습니다. 그러므로 유전자 검사 결과는 단순한 경향성이나 발병의 가능성 제시가 아닌 확진의 의미를 가지게 되며, 이러한 기전을 사용하여 최근에는 유전자의 발현을 억제하여 병의 진행을 늦추거나 손상 조직을 회복시키는 약물들이 소개되고 있습니다. 뿐만 아니라 축삭 손상을 예방하는 약물들을 초기에 투여하게 되면 신경학적 징후와 증상의 시작을 예방할 수 있고, 진행된 이후에 투여하더라도 축삭의 재생을 통해 신경병증의 증상 및 징후를 호전시킬 수 있다는 연구 결과들도 속속 발표되고 있습니다.

분자생물학과 유전학의 눈부신 발전은 예전에는 미처 몰랐던 샤르코-마리-투스병의 많은 부분들을 명확하게 알 수 있게 해 주었으며, 현재는 많은 환자들에게 정확한 진단을 시행할 수 있고 위험인자를 가지게 될 사람을 예측하는 것도 가능하며, 또한 생물학적인 치료 가능성에 대해 환자들에게 말해 줄 수 있게 되었습니다. 무엇보다 샤르코-마리-투스병이 다음 세대에 전달되지 않도록 단절시키는 것이 가능하다는 것은 결국 이 질환의 일부를 치료할 수 있게 된 것으로도 볼 수 있습니다. 그러므로 샤르코-마리-투스병과 관련된 유전자들을 연구하고 이해하는 것은 진단만을 위해서가 아니라 치료적 접근을 위해서도 필요하며, 미래의 아이들을 위한 훌륭한 치료의 토대가 되어 줄 것입니다.

찾아보기

샤르코-마리-투스병

펴낸날 1판 1쇄 2011년 2월 28일
2쇄 2012년 2월 7일
지은이 최병옥 · 최영철
펴낸이 김훈순
펴낸곳 이화여자대학교출판부
주소 서울특별시 서대문구 이화여대길 52(우 120-750)
등록 1954년 7월 6일 제9-61호
전화 02) 3277-2965(편집)
02) 362-6076(마케팅)
팩스 02) 312-4312
전자우편 press@ewha.ac.kr
인터넷서점 www.ewhapress.com
책임편집 민지영
디자인 정혜진
찍은곳 네오프린텍

ISBN 978-89-7300-912-1 03510

값 12,000원

* 잘못된 책은 바꾸어 드립니다.